"积极应对人口老龄化"全生命周期残疾防控科普系列丛书

丛书主编 ｜ 郑晓瑛　郭　超

残疾预防与控制 发育

王　华　吴兴汉◎主编

U0278369

CANJI YUFANG

YU KONGZHI

FAYU

中国人口出版社
China Population Publishing House
全国百佳出版单位

图书在版编目（CIP）数据

残疾预防与控制 . 发育 / 王华，吴兴汉主编 . —北京 : 中国人口出版社，2024.3（2024.4 重印）
（"积极应对人口老龄化"全生命周期残疾防控科普系列丛书 / 郑晓瑛主编）
ISBN 978-7-5101-8894-7

Ⅰ . ①残… Ⅱ . ①王… ②吴… Ⅲ . ①残疾 – 预防（卫生）②生长发育 – 预防（卫生）Ⅳ . ① R1 ② R339.3

中国版本图书馆 CIP 数据核字 (2022) 第 231823 号

"积极应对人口老龄化"全生命周期残疾防控科普系列丛书

残疾预防与控制·发育

"JIJI YINGDUI RENKOU LAOLINGHUA" QUAN SHENGMING ZHOUQI CANJI FANGKONG KEPU XILIE CONGSHU
CANJI YUFANG YU KONGZHI·FAYU

王 华 吴兴汉 主编

责 任 编 辑	刘继娟	张 瑞
美 术 编 辑	侯 铮	
插 图 绘 制	熊 涛	
责 任 印 制	林 鑫	任伟英
出 版 发 行	中国人口出版社	
印 刷	小森印刷（北京）有限公司	
开 本	880 毫米 ×1230 毫米 1/32	
印 张	4	
字 数	74 千字	
版 次	2024 年 3 月第 1 版	
印 次	2024 年 4 月第 2 次印刷	
书 号	ISBN 978-7-5101-8894-7	
定 价	38.00 元	

总编室电话	(010) 83519392
发行部电话	(010) 83510481
传 真	(010) 83538190
地 址	北京市西城区广安门南街 80 号中加大厦
邮 编	100054

"积极应对人口老龄化"全生命周期残疾防控科普系列丛书

—— 编委会 ——

杨德刚 中国康复研究中心北京博爱医院

杨晓慧 首都医科大学附属北京同仁医院

杨艳玲 北京大学第一医院

张庆苏 中国康复研究中心北京博爱医院

张伟波 上海市精神卫生中心

张 新 中国康复研究中心北京博爱医院

郑晓瑛 北京协和医学院、北京大学

残疾预防与控制·发育

—— 编委会 ——

主　编　王　华　吴兴汉

编　委（以姓氏汉语拼音为序）

贾晓宙　湖南省妇幼保健院

李　花　长沙县妇幼保健院

刘　静　湖南省妇幼保健院

毛　翛　湖南省妇幼保健院

彭　莹　湖南省妇幼保健院

荣晓萍　湖南省妇幼保健院

舒　荔　湖南省妇幼保健院

王　丹　湖南省妇幼保健院

席　惠　湖南省妇幼保健院

杨舒亭　湖南省妇幼保健院

余雯贤　湖南省妇幼保健院

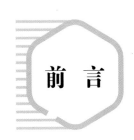

前　言

　　残疾预防与个人健康、家庭幸福、经济社会健康发展息息相关。

　　如何做好发育异常和残障预防与控制工作，提高出生人口素质，促进儿童健康成长，是全体从事儿童健康事业医务工作者的终极目标之一。孕育新生命，始于精子与卵子的结合，在看似短短十个月的孕育时间里，并非每一个胚胎的发育都是一路绿灯，也许会有一些我们想象不到的"错误"与不可预知的"意外"发生，这些将给家庭和新生命的守护者们带来严峻的挑战。

　　中华预防医学会残疾预防与控制专业委员会的专家们，长期致力于儿童发育异常与残疾防控工作，探讨建立产前及出生后儿童的发育异常和致残性疾病的筛查、诊断、干预一体化工作机制，在忙碌的门诊和病房里，有时候经常会看到一些令人痛惜的案例，让我们思考：如果家长了解相关的健康知识，积极主动做好预防，是不是会少一些悲剧的发生呢？因此，基于临床实际，立足群众需求，专业委员会组织了众多学科领域的专家，精心编写了这本《残疾预防与控制.发育》科普著作。全书围绕神经管发育、头颅发育、颜面发育、淋巴管发育、肺发育、膈肌发育、心血管发育、腹部发育、外生殖器发育、骨发育、胎儿发育11个方面，共形成11个章节。每个章节围绕几大群众最关心的核心知识点，包括：这个病是什么？孕期如何早期发现？发现之后如何治疗处理？预后好吗？会遗传吗？等等，采用"一问一答"的形式，通过总结出来的63个题目，帮助家长认识了解胎儿及儿童常见发育异常和残障预防与控制的健康知识。本书不仅适合所有的育龄人群、孕产妇、准父母、新手父母、儿童家长及家庭其他成员阅读，同时也可作为基层医务工作者在开展儿童常见发育异常和残障预防与控制相关工作时的一本工具书。

本书由湖南省出生缺陷协同防治重大专项课题资助。由项目专家组成员共同执笔完成。

发育障碍致残是可防可控的，医学科学进步永无止境，医学科学探索从未停止，发育异常与残障防控技术随着时间的推移将不断更新完善，给广大家庭带来更多的福音。本书可能还存在许多未能涵盖的内容，如有疏漏和不足之处，敬请不吝赐教指正为盼！

王 华

2023 年 12 月

目 录

第三章　颜面发育异常与残障筛查 ⬛

第四章　淋巴管发育异常与残障筛查 ⬛

第五章 肺发育异常与残障筛查

第六章 膈肌发育异常与残障筛查

第七章 心血管发育异常与残障筛查

第八章 腹部发育异常与残障筛查

第九章 外生殖器发育异常与残障筛查

第十章 骨发育不全与残障筛查

第十一章 胎儿发育异常与残障筛查

第一章 神经管发育异常与残障筛查

1. 什么是神经管畸形

　　曾经有一则报道引发社会的广泛关注：广东省东莞市有个小宝宝一出生就长了一条小尾巴，5 个月大时尾巴已长约 5 厘米，而且不痛不痒。是"返祖现象"使然？得知真相后父母几乎崩溃。原来这不是"返祖"，孩子患的是神经管畸形，又称神经管缺陷，这是一种先天缺陷。导致神经管畸形的病因很复杂，目前普遍认为与母亲怀孕期间体内缺乏叶酸有关。

　　众所周知，新生命来源于一颗卵子与一颗精子的相遇。精、卵"浪漫地邂逅"之后，它们先成为一颗受精卵，再发育成胚胎。其实，胚胎还算不上真正意义上的"人"，充其量只是人的"雏形"而已。但你千万别小瞧了它，一个人的胚胎期对其生命来说无比重要，因为我们身体各器官的分化、形成，几乎都在此期间完成。如果胚胎早期母亲体内的叶酸水平不足，就会导致胎儿神经管闭合出现障碍，从而导致神经管畸形。

　　研究发现，神经管畸形在寒冷和日照不足的季节多见，推测与这种季节新鲜蔬菜和水果缺乏，导致孕妇叶酸摄入不足相关。此外，使用一些影响叶酸代谢的药物（如抗癫痫药）及孕妇患糖尿病、肥胖，妊娠早期暴露在高温环境下、接触重金属离子等不良环境因素均可增加胎儿患神经管畸形的风险[1]。

2. 孕期如何筛查神经管畸形

孕期筛查可以早期发现神经管畸形，筛查的主要方法包括血清学产前筛查和产前胎儿系统超声筛查。

血清学产前筛查，是医务人员通过抽取孕妈妈的静脉血，再对血清中的一些生化指标进行检测，以判断胎儿患神经管畸形的风险。由于怀上神经管畸形胎儿的孕妈妈 90% 以上在孕期会出现血清或羊水的甲胎蛋白（AFP）增高，因此此筛查在孕中期（15 ~ 20 周）进行，检测甲胎蛋白有助于产前诊断开放性神经管畸形。需要注意的是，AFP 水平升高还可见于多胎妊娠、腹裂、脐膨出、Turner 综合征或畸胎瘤等其他先天异常。

B 超属于常见的产前检查手段，可以筛查出大多数胎儿的神经管畸形，是产前筛查胎儿神经管畸形首选的检查方法，一般建议在孕 16 ~ 20 周行神经管畸形产前超声筛查。

胎儿磁共振是超声检查的有益补充，能明确超声不确定的发现及一些超声探测不到的伴发病变。为了获得胎儿头颅、脊柱、脊髓脊膜膨出囊及蛛网膜下腔的最佳成像，建议胎儿磁共振在孕 23 ~ 32 周进行 [2]。

3. 神经管畸形会导致哪些后果

神经管畸形主要表现为脑和脊髓的异常，常伴颅骨和脊柱的发育异常，常见为无脑畸形、露脑畸形、脊柱裂或脑膨出等。无脑和严重脑膨出常引起死胎、死产，少数虽可活产，但存活时间很短。脊柱裂和轻度脑膨出患儿虽可存活，但无法治愈，常导致终身残疾，表现为下肢瘫痪、大小便失禁、智力低下等。

4. 如何预防及治疗神经管畸形

（1）神经管畸形的预防

如果夫妻是生育神经管畸形患儿的高风险人群，如曾经生育过无脑儿或脊柱裂儿，或夫妻中有一人是脊柱裂畸形患者等，在准备怀孕前应做好遗传咨询、孕期做好产前诊断。

由于神经管畸形与叶酸缺乏有关，因此建议孕前3个月到怀孕3个月，每天口服0.4毫克叶酸。有胎儿神经管畸形妊娠史、服用抗癫痫药物的癫痫病患者，建议在怀孕前1～2个月开始每天服用5毫克高剂量叶酸。

补充维生素 B_6 和维生素 B_{12} 等营养物质可以降低神经管畸形的发生，维生素 B_6 主要存在于谷类、豆类、蔬菜、肝脏、肉类和鸡蛋等食物中；维生素 B_{12} 则存在于各种食物中，如鱼、贝类、肉类和乳制品，建议多吃这类食物。

积极治疗妊娠期的并发症及合并症，避免疾病导致的神经管畸形。注意防止孕期感染，如果出现发热等身体不适情况，应尽快到医院接受治疗，不要盲目自行购买药物服用，避免危害胎儿健康与安全。

（2）神经管畸形的治疗

神经管畸形目前没有针对性的治疗药物。因此对这类疾病，关键在于孕前、孕期预防，重视血清生化产前筛查及超声产前筛查，避免患儿出生。

如果神经管畸形患儿出生，可采取个体化手术方案治疗。隐性脊柱裂一般无须特殊治疗。

此外，神经管缺陷患儿需要接受康复治疗，以改善认知能力和行动能力[3]。

（彭　莹）

第二章 头颅发育异常与残障筛查

5.什么是小头畸形

很多人都看过动画片《大头儿子和小头爸爸》,那些生动、有趣的故事陪伴了我们的童年时光。不过屏幕上的儿子的"大头"和爸爸的"小头"只是一种艺术夸张手法。如果家中真的生了一个头特别小的孩子,千万不能大意,有可能是"小头畸形"!

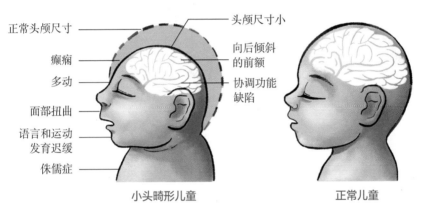

图1 小头畸形

如果孕期超声检查发现胎儿头围明显小于同孕周胎儿,或者用卷尺测量出生后的宝宝头部,发现其头围明显小于同龄宝宝,则为小头畸形。小头畸形分为原发性小头畸形和继发性小头畸形[4]。原发性小头畸形即为先天性小头畸形,在出生时就存在的头小,甚至在胎儿晚期就可发现;继发性小头畸形为渐进性小头畸形,宝宝刚出生时头围可能正常,但随着年龄增长而生长速度缓慢，逐渐落后于同龄宝宝，形成小头畸形 [5]。

小头畸形的病因复杂，一般认为是环境因素与遗传因素单独或共同作用而致病。这些因素在患儿出生前、出生时或出生后均可发挥作用。常见的有：孕妇在妊娠期发生感染、营养不良、接触有毒有害化学物质或放射线；胎儿染色体异常，如唐氏综合征；基因缺陷，如家族遗传性小头畸形；宝宝出生时或出生后发生缺氧、感染、外伤等，引起脑损伤和脑萎缩，导致小头畸形。

6. 什么是巨头畸形

巨头畸形比较罕见，这是一种与小头畸形相对的脑部发育畸形，表现为胎儿或出生后的宝宝头围明显大于同孕周或同龄宝宝。

根据发病原因巨头畸形可分为代谢型巨头畸形和发育型巨头畸形。代谢型由细胞代谢的遗传缺陷和信号通路的改变引起 [6]。巨头畸形相关的代谢（或神经代谢）综合征其特征为代谢底物的异常积累，通常与神经元肥大及细胞质膨胀有关 [7]。发育型巨头畸形其特征为大量细胞缺陷，包括细胞大小和 / 或数量增加，从而导致大脑异常增大。

巨头畸形在一般情况下预后较好，良性巨头畸形在男性中多见。研究表明，单侧巨头畸形的预后不佳[8]。巨头畸形的相关症状包括良性家族性巨头畸形、散发性巨头畸形、神经纤维瘤病、大脑性巨人症 (Sotos 综合征)、软骨发育不全、成骨不全症、11p 部分三体综合征、神经皮肤综合征、班纳扬 - 赖利 - 鲁瓦卡巴综合征和韦伯综合征等[9]。巨头畸形可能增加孤独症的风险，巨头畸形被报道为自闭症谱系障碍儿童中非常常见的临床特征[10]。

7. 如果发现宝宝头围明显偏小或偏大怎么办

宝宝头围明显偏小或偏大，需警惕小 / 巨头畸形。

小头畸形是一种渐进发展性疾病，往往要到孕晚期才能诊断出，而此时胎儿的头颅生长受限已十分严重，通常同时合并有多发性畸形。因此，如果孕妇在较早孕周做四维超声检查，提示头围小于 2 个标准差且合并其他异常指标时，应尽快到有资质的产前诊断机构接受羊水穿刺遗传学检查，再根据检查结果，结合专业医生建议，决定是否继续妊娠[11]。

如怀疑胎儿有巨头畸形，那就需要进一步接受更为详细的超声检查，确定是否存在其他能使胎儿头部变大的非遗传病因，如脑积水或者颅内占位性病变，必要时建议行羊膜腔穿刺检查[12]。此外，为了解遗传病因，医生还会询问准父母双方的家族史，并进行体格检查，包括头围测量等。

8. 什么是胼胝体发育不全

　　胼胝体发育不全是一种先天性中枢神经系统的畸形。要想了解这种疾病，得先认识一下连接我们左右大脑半球的"桥梁"——胼胝体。众所周知，我们的大脑有左右之分，即"左脑"和"右脑"。因为管辖的部位不同，左右脑发挥的作用也会不同。比如，左脑理性，更倾向于逻辑思维；右脑感性，更倾向于艺术性和创造性。再比如，左脑控制右侧肢体的运动，右脑则控制左侧肢体的运动等。在它们之间，有一座友谊的"桥梁"，将左右大脑半球联系起来，让它们在功能上成为一个整体，让我们动作协调，充满智慧，人格健全，这座神奇的"桥梁"就是胼胝体。

　　胼胝体位于双侧大脑半球纵裂的深部，是人类大脑中最大的白质纤维束，由超过190亿根神经纤维构成。解剖学上将胼胝体分成前部、膝部、体部及压部4个部分，每个部分均通过神经纤维连接双侧对应的大脑皮层。其功能包括大脑运动、感觉信息的传导，以及与认知表达能力、创造力、智力有关的其他行为。胼胝体发育过程中受到任何刺激，如感染、宫内缺血缺氧、染色体异常等均会导致其异常发育。

　　胎儿大脑的胼胝体大约在怀孕第 6～8 周的时候开始发育，在妊娠20周时大体形态已接近正常人大脑的胼胝体，此后随年龄增长胼胝体逐渐增厚，至青春期前后胼胝体的发育才结束[13]。

9. 胼胝体发育不全有哪些临床表现

普通人群中，胼胝体发育不全发病率为 0.3% ~ 0.7%，在神经发育缺陷的人群中为 2% ~ 3%[14]。胼胝体作为连接左脑和右脑的"桥梁"，将两个大脑半球的功能联合起来，让一侧大脑皮层的活动传送给另一侧。当胼胝体发育不全时，左右脑之间的联系就会出现问题，甚至"失联"。较轻程度的胼胝体发育不全可能没有特殊表现，但病情较重的可能出现智力障碍、行为问题、神经功能缺陷、癫痫、颅内压增高和痉挛状态等症状，患儿常合并"自闭症"。

医学上根据是否伴发其他畸形，将胼胝体发育不全分为单纯性胼胝体发育不全和复杂性胼胝体发育不全。单纯性胼胝体发育不全可无症状，有症状的胼胝体发育不全一般是由同时伴发其他畸形如小脑发育不全等引起，严重的胼胝体发育不全患者可有智力障碍、发育迟缓、癫痫、头颅畸形、颅内压增高等症状。复杂性胼胝体发育不全患儿，出生后的神经系统发育情况较同龄患儿差，表现为智力低下、神经发育迟缓、运动及表达能力差、难治性癫痫、肌张力减低、眼球震颤及脑电图异常[15]。

目前，随着影像学技术的提高和临床医生对胼胝体发育不全影像表现的认识，产前诊断胎儿胼胝体发育不全已不是难题。绝大部分孕妇在产前得知胎儿胼胝体发育异常的明确诊断后，大多选择终止妊娠，尤其是复杂性胼胝体发育不全终止妊娠率更高[16]。

10. 常见胎儿颅内囊肿有哪些

产前检查发现"胎儿颅内囊肿"，对正满怀期待的准爸妈来说，无异于"当头一棒"。"脑子里长东西"，在很多人看来，是一件非常"不好"的事。真的是这样吗?

胎儿颅内囊肿是胎儿期发生在颅内的一种占位性病变。常见的颅内囊肿有脉络丛囊肿、蛛网膜囊肿、室管膜下囊肿[17]。

（1）脉络丛囊肿

胎儿脑部囊肿临床上常见于脉络丛囊肿，多数脉络丛囊肿为生理性的，出现在妊娠前期，随着胎儿的生长、大脑发育，一般在怀孕28周左右会自行消失，对胎儿健康没有影响。病理性的脉络丛囊肿是由于胎儿在脏器形成的过程中受到了不良因素的影响而导致的。这类囊肿容易影响胎儿的生长发育，甚至出现胎儿畸形，需要引产[18]。

孕妇在产检时，如果发现胎儿脉络丛囊肿，建议定期复查：2～3周做一次超声检查，并密切观察囊肿变化，必要时行唐氏筛查、羊水穿刺、胎儿基因检测等。同时，孕期要注意休息，保持规律的生活和饮食习惯。如果囊肿有持续增大趋势，压迫到其他正常的脑组织或者中脑导水管，导致脑脊液循环障碍，严重影响胎儿脑部发育，可能需终止妊娠[19]。

（2）蛛网膜囊肿

脑的表面覆盖着三层膜，由外向内为：硬脑膜—蛛网膜—软脑膜，合称为脑膜。脑膜在脑和颅骨之间，起到缓冲和保护大脑的作用。蛛网膜囊肿属于先天性的良性脑囊肿病变，可能与蛛网膜在发育过程中出现分裂异常有关。蛛网膜囊肿分为原发型蛛网膜囊肿和获得型蛛网膜囊肿。原发型蛛网膜囊肿为软脑膜发育异常，通常与蛛网膜下腔不相通。获得型蛛网膜囊肿由出血、外伤或感染引起，常与蛛网膜下腔相通。囊肿多发生在脑裂隙部位，如外侧裂、中央沟、半球间裂、蝶鞍点、颅前窝、颅中窝、颅后窝等，也可能发生在脑表面的任何部位甚至脑室中。

胎儿蛛网膜囊肿一般于妊娠 20 周以后进行产前四维超声检查时能被发现和诊断出来。磁共振有助于对具体的神经系统异常进行评估，如囊肿造成的压迫、与脑室的联通以及结构异常等情况。

（3）室管膜下囊肿

室管膜下囊肿也是胎儿常见的颅内囊肿，囊肿一般位于脑室室管膜下，主要与室管膜下出血以及宫内感染有关。由室管膜下出血导致的室管膜下囊肿主要是在宝宝出生两周以后形成的，多见于早产儿。由宫内感染导致的室管膜下囊肿，多在出生时就已形成，常见的病毒为巨细胞病毒和风疹病毒。该疾病是自限性疾病，患儿没有特殊的疾病表现，大多数的室管膜下囊肿会逐渐缩小、消失。室管膜下囊肿对宝宝的生长发育没有明显的影响，但是如果患病宝宝是早产儿，可能会对其日后的生长发育造成一定的影响，建议尽早开始康复锻炼[20]。

11. 胎儿侧脑室增宽是怎么回事

孕妇在孕中晚期进行超声检查后，可能会遇到"胎儿侧脑室增宽"的诊断。胎儿侧脑室增宽是怎么回事？这样的宝宝还能生吗？

胎儿侧脑室增宽是产前超声检查发现的一种比较常见的颅内异常表现。侧脑室是我们的左、右大脑半球内充满脑脊液的脑室空间。在这个空间里，脑脊液就像河流一样，不断地循环流动。如果这个循环过程中出现问题，就可能导致脑脊液积聚在侧脑室里，导致侧脑室被"撑大"，超声检查提示胎儿"侧脑室增宽"。

医学研究发现，任何导致脑脊液循环障碍的因素均可以导致胎儿侧脑室增宽、脑积水等[21]。如胼胝体的局部结构异常，颅内肿瘤；胎儿宫内生长发育过程中的中枢神经系统外的异常，如胎儿染色体核型异常、合并宫内 TORCH 感染等。轻度的侧脑室增宽预后良好，出生后神经系统发育正常的机会为 75% ~ 93%[22]。无明显综合征的脑积水经出生治疗后，总体预后满意。如果发现胎儿存在侧脑室增宽的同时又有染色体异常，对于这种情况一般建议终止妊娠，避免孩子因畸形或智力低下影响今后的生活质量。

12. 婴儿常见的头型异常对发育有影响吗

评价一个人的颜值，人们习惯"从头开始"。但是有一种人，从小就因为"头"的与众不同显得格外自卑，而导致他们自卑的根源就是"头型异常"。

头型异常，指的是某个人的头颅形状"异于常人"。头型异常不仅影响容貌，还会影响心理健康，严重的头型异常甚至可能阻碍婴幼儿的发育进程，如斜头畸形会造成婴儿面部不对称、双耳不对称，也有可能引发斜视、影响前庭功能、造成终生平衡感差，等等；扁头畸形会影响婴儿的脑容积，造成发育滞后；颅缝早闭会限制婴儿的脑发育，给成长造成严重不良影响[23]。

婴儿常见的头型异常分为四种：斜头、短头、不对称短头、舟状头[24]。

（1）斜头

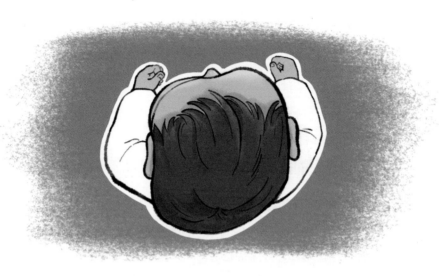

图2 斜头

斜头是最常见的一种婴幼儿异常头型。这种头型通常与斜颈或其他一些使脖颈无法自如转动的颈部无力、颈部紧张等颈部问题联系在一起。这些脖颈问题会使头部始终保持在同一个位置，从而导致头部出现局部的扁平。当头部出现中度或重度扁平及以下特征时，需要进行治疗：头部背侧一边扁平，另一边隆起；扁平部位同侧的耳朵有明显的前移；扁平部位同侧的额头明显前突；扁平部位同侧的眼睛和脸颊也明显前突，导致面部的不对称[25]。

（2）短头

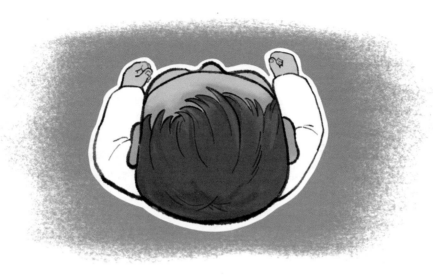

图 3　短头

短头畸形为另一种异常头型。导致这种异常头型的原因
是，儿童的体位长时间保持头部背侧受压迫的状态，没有向
左或向右自如转动。当出现中度至重度的头部扁平及以下特
征时，需要进行治疗：扁平部位集中位于头部背侧；头部顶
骨突出，头部左右两边均宽于正常水平；从侧面看，头形比
正常的头形纵长更长，坡形更为倾斜；前额隆起，整体向前
突出[27]。

（3）不对称短头

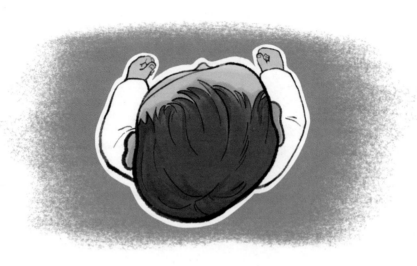

图4　不对称短头

患儿的头形具备短头与斜头的特点。这种头形通常与斜颈，或其他一些使脖颈无法自如转动的颈部无力、颈部紧张等颈部问题联系在一起。当头部的扁平和不对称程度为中度以上，以及头部出现以下特征时，需要进行治疗：头部背侧左右两边均呈扁平状态，但程度不一；头部宽于正常水平；更为扁平一侧耳朵的位置更为靠前；更为扁平一侧的额头或前突；更为扁平一侧的眼睛与脸颊更为前突，导致面部的不对称[26]。

（4）舟状头

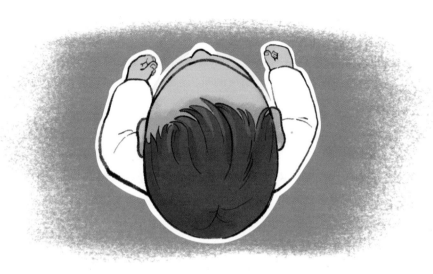

图5　舟状头

患儿的头型狭长。总的来说，头型呈此状态的婴幼儿通常是因为医疗需要而长时间侧卧所致。当头部有以下特征时，需进行治疗：头形异常狭长，沿矢状缝没有脊皱，前额和后脑中至少有一个部位是隆起的。

导致头颅畸形的原因如下：

错误睡姿：持续偏侧或仰卧位导致局部受压时间过长。

早产儿：早产儿头骨较足月儿更软，因治疗需要，持续保持单一睡姿。

孕期宫内体位挤压：多胎常见。

产伤：生产过程中挤压，出生时头骨变形。

斜颈：斜头和斜颈相伴相生，需要同时治疗。

头颅血肿：因为需要避开血肿部位，而被迫保持单一睡姿。

颅缝早闭：出生时头型就不正常、睡姿干预无任何效果。

脑积水及其他病因 [28]。

头颅畸形会影响患儿的外观形象；可能导致斜颈；影响视力发育；导致患儿头部两侧肌肉组织发育不平衡；导致患儿心理和精神发育相对迟缓；影响脑容量发育，严重的畸形会危害患儿的智力正常发育 [29]。

（毛 翛 舒 荔）

第三章 颜面发育异常与残障筛查

13. 什么是颜面发育异常

古人云：始于颜值，敬于才华。颜面就像一个人的名片，对其在社会生活中的方方面面影响重大。然而，由于各种不良因素的干扰，造成面部生长发育出现各种问题，最终导致了患儿拥有一张"与众不同"的脸，这就是颜面发育异常。颜面发育异常又叫颜面发育畸形，常见的有唇（腭）裂、面裂等[30]。

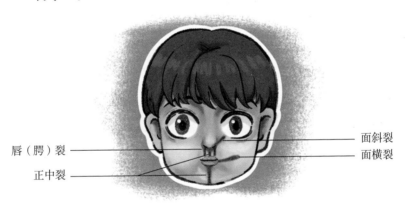

唇（腭）裂 ——

正中裂 ——

—— 面斜裂
—— 面横裂

图6 颜面发育异常

（1）唇（腭）裂

唇（腭）裂指的是上唇部或腭部不连续，出现了裂口或间隙。唇裂就是我们常说的"兔唇""豁嘴"，腭裂由于裂口在口腔内部，一般不会被看到，所以大家了解相对较少。唇（腭）裂是我国常见的出生缺陷之一，80%的唇（腭）裂是单侧，且2/3发生在左侧，约80%为单发畸形[31]。

唇（腭）裂的发生是由于胚胎发育早期双侧唇部和腭部

的突起融合障碍所致，病因复杂，包含环境、感染、吸烟、药物及遗传因素等。遗传因素，如染色体病、基因组疾病、部分单基因遗传病及多基因病；怀孕初期孕妇发生病毒感染，如流感病毒、风疹病毒及外界微生物；孕妇在孕早期服用抗肿瘤药物、抗惊厥药物、抗组胺药物及治疗孕吐的沙利度胺、克敏静和某些安眠药物等；不良生活习惯，如孕妇吸烟、饮酒等；营养缺乏，如孕期合并贫血、糖尿病等慢性疾病[32]。

（2）面裂

面裂属于颜面发育异常的一种，也是发生在面部的先天畸形，患有这种病的孩子一出生，面部就带有先天性裂隙或裂痕。相对于唇腭裂而言，面裂十分罕见，根据面部裂隙所处的不同位置，分为面横裂、面斜裂、上唇正中裂、下唇正中裂。面裂的发病原因尚不明确，与遗传、感染、损伤、用药及不良生活习惯等有关。

14. 孕期超声检查可以发现所有类型的唇（腭）裂吗

面部发育从孕 4 周开始至孕 12 周结束，是一个协同的过程，包括唇部、腭部、鼻子及嘴巴的发育。孕 16 ~ 20 周经腹超声诊断唇（腭）裂的准确性为 95% ~ 97%。

超声波是用从胎儿反射回来的声波以产生图像。二维超声图像上唇裂表现为上唇回声中断，显示为无回声，边缘规则，裂端粗大；三维成像可见唇裂对应的体表软组织凹陷。

腭裂时牙槽突出，连续性强，回声中断，三维成像可见腭裂至上牙槽裂开，向上延伸至上腭。需要注意的是，由于面部骨骼对超声波束的阻碍以及胎儿体位影响，产前通过超声检查来诊断单纯型腭裂是极其困难的[33]。

15. 如果孩子患有唇（腭）裂，如何接受治疗

唇（腭）裂的治疗是一项多学科综合序列治疗，就是在患儿从出生到长大成人的每一个生长发育阶段，治疗其相应的形态、功能和心理缺陷。治疗主要包括基础的面部修复以及心理治疗。面部修复以手术治疗为主，包括3个方面。唇部：缝合唇部裂隙，恢复上唇连续性；鼻部：纠正鼻畸形，改善双侧对称性；腭咽：修复腭裂，重建腭咽生理功能，改善发音。治疗目的是恢复正常的唇部形态及语言功能，为获得满意的治疗效果。

在对唇（腭）裂患儿的治疗中，选择最佳手术时间非常重要。唇裂的最佳手术时间为出生后3～6个月，唇裂术后往往伴有鼻畸形，即裂侧鼻孔扁平、塌陷、鼻尖歪等，建议患儿在8岁时接受鼻畸形矫正术；腭裂的最佳手术时间为出生后8～18个月，腭裂术后腭咽闭合功能良好的患儿，可在4～6周岁进行语音治疗。另外，唇（腭）裂患儿常发生下牙包住上牙的情况，即民间常说的"地包天"，建议在12岁左右接受牙齿正畸治疗[34]。

16. 家有唇（腭）裂患儿，家长在家庭照护中要注意哪些问题

（1）注意喂养与营养摄入

唇（腭）裂患儿在婴儿期吸吮奶瓶或者乳头时，因为不能形成负压，故容易造成进食困难或发生呛咳。一些唇（腭）裂的孩子由于长期摄入的奶水不足，极易导致营养缺乏。因此，家长需要注意耐心喂养，并确保每天的营养摄入。

（2）注意耳健康

唇（腭）裂患儿中耳容易积水，诱发耳部感染，如果得不到及时治疗，则会影响听力。

（3）关注语言发育

唇（腭）裂患儿通常带有鼻音，言语不清，使人难以理解。此外，听力下降也会影响语言发育，患儿到了1岁左右发音不清楚，如果不做矫正，发音将无法改善。

（4）牙齿畸形矫正

唇（腭）裂患儿牙齿会发生畸形，且易发生蛀牙，牙颌的畸形即牙列排列不整齐或牙齿的数目有缺失，称为牙颌畸形，这对患儿的牙齿外形美观、咀嚼功能、远期颞颌关节的功能都有比较严重的影响，随着年龄的增长，患儿还会出现上颌骨后缩畸形，一般要在8～12岁进行矫正手术。

（5）重视心理健康

从患儿懂事开始到以后走向社会，心理会有障碍，影响

到社会交往和正常的工作和学习等。因此，家长要注意加强对孩子的心理疏导，帮助其消除心理障碍，积极面对生活。

17. 唇（腭）裂会遗传给下一代吗

唇（腭）裂的发生病因复杂，包含环境、感染、吸烟、药物及遗传因素。对于有过唇（腭）裂家族史或生育史的夫妻来说，最关注的是再次生育时孩子是否健康的问题。

如果夫妻一方有唇裂或腭裂，或之前分娩过口面裂婴儿或有口面裂家族史者，建议在准备怀孕前先接受遗传咨询，在医生的指导下科学孕育。

要防止生育唇（腭）裂患儿，应做好以下 7 点：

● 忌同病相"恋"并结婚生子，不要近亲结婚。

● 有生育打算的育龄妇女，在未怀孕前 3 个月至孕期前 3 个月每天增补 0.4 毫克叶酸；有遗传因素的人群，要在医生的指导下每天增补 4 毫克的叶酸。妊娠呕吐严重者，需要补充维生素 A、维生素 B 及泛酸等。

● 孕期避免因各种原因引起子宫及邻近部位的损伤。在妊娠初期，注意预防病毒感染性疾病，如风疹、上呼吸道感染等。

● 人的情绪变化与肾上腺皮质激素的多少有关。当孕妇出现忧虑、暴躁、恐惧等不良情绪时，肾上腺皮质激素分泌会增加。肾上腺皮质激素可能阻碍胚胎某些组织的融汇作用，造成胎儿唇（腭）裂发生。因此，孕妇要保持乐观的情绪及平和的心态。

●怀孕期间尽量少服药物，必要时要在医生指导下服药。

●在如今科技发达的时代，各种家电的使用，让人类的生活更便利，也更有效率，但是这些电器用品所产生的电磁波却可能对身体有害，尤其是孕妇，更要留意胎儿的安全，远离电磁波带来的伤害。

电磁炉：电器用品中，电磁炉的电磁波偏高。以下措施可以阻隔电磁波发出的能量：使用较大的锅，盖住整个炉面；用铁皮或钢片沿着炉面围成一圈；使用完之后，先将电磁炉的电源关掉，再把锅拿开。

微波炉：微波炉也是电磁波偏高的电器产品，质量好的微波炉只在门缝周围有少量的电磁辐射，30厘米以外就基本检测不到了，但如果微波炉密封不好，辐射泄漏，就会对人体造成伤害。

手机：手机对人体的伤害与否，至今仍具争议性。为了避免胎儿受影响，孕妇在妊娠早期应尽量少使用手机。建议在接听手机时，尽量佩戴免持听筒，最好长话短说。除此，在按钮拨机至接通及按钮接听时，是电磁波最强的时刻，最好先离身体远一点，之后再拿近接听。

●孕妇忌烟忌酒，特别要防止吸入二手烟。

（刘　静）

第四章 淋巴管发育异常与残障筛查

18. 什么是 NT 增厚？孕早期如何筛查

NT 是胎儿颈后透明层厚度的简称，是由胎儿颈后皮下组织内液体积聚而成。医生通过超声波扫描胎儿来测量 NT 厚度。一般 NT 值小于 2.5 毫米，如果超过此值即为 NT 增厚。NT 增厚可能与多种胎儿先天性异常有密切的关系，如染色体异常、心血管系统异常等。

医学研究证明，当胎儿 NT 增厚时，染色体异常发生率呈现上升趋势。因此，在妊娠早期进行超声筛查时，超声医生不仅要仔细测量胎儿的 NT 值，还要通过观察多项超声软指标及胎儿的大体结构以提高筛查的准确率。此外，NT 值增厚可能与胎儿心脏畸形、妊娠不良结局、胎儿发育迟缓等有关。

由于 NT 值的变化与孕周进展紧密相关，因此建议孕妇严格遵照规定的时间进行 NT 检查，即早孕期固定在孕 11 ~ 13^{+6} 周进行 NT 测量。切勿错过检查时间。目前，NT 增厚的原因尚不明确，主要有以下几种：①淋巴管排泄异常；②心脏功能异常；③细胞外间质成分转变；④头部及颈静脉充血；⑤胎儿贫血、水肿、宫内感染、某些遗传综合征；⑥骨骼肌肉系统异常；等等。如果孕前发现 NT 增厚，建议孕妇咨询医生，并进行下一步检查，如染色体检查等。如果染色体检查结果正常，也不要以为可以"高枕无忧"，而需要定期随访，以排除胎儿是否患有先天性心脏病或其他先天异常。

19. 什么是淋巴管水囊瘤

淋巴管水囊瘤是由于胚胎期淋巴管发育异常而导致的良性肿瘤。由名称可以得知，其既具有先天畸形的特征，又有良性肿瘤的特征。淋巴管水囊瘤好发于婴幼儿，80%～90%发生于2岁以内的儿童，无性别、种族差异。该病可发生于全身各个部位，其中约75%在头颈部。因为颈部淋巴管瘤柔软，有波动感，不易被压缩，透光好，又称为淋巴管水囊瘤。

淋巴管水囊瘤虽然是一种良性病变，但是却严重影响胎儿的生长发育。医学研究发现，淋巴管水囊瘤与很多遗传性疾病尤其是染色体异常有关，如21-三体综合征、特纳综合征及18-三体综合征等，严重的可导致早期流产。淋巴管水囊瘤典型的超声表现有：多分隔的囊肿，无血流、实质组织及钙化等，胎儿期可通过超声检查早发现、早诊断，是保证母婴健康的重要环节。

小儿头颈部淋巴管水囊瘤主要对邻近的气管、食管、血管和神经造成压迫，从而危及患儿的呼吸和生命；淋巴管水囊瘤易发生囊内出血、感染等。如果肿瘤位于颈部，可能形成血肿压迫气管，导致患儿发生呼吸困难甚至窒息死亡。

20. 淋巴管水囊瘤预后好吗

颈部淋巴管水囊瘤常合并非免疫性水肿，这一类胎儿几乎全部死亡。如果胎儿染色体正常，且无合并水肿或其他畸形，预后一般都比较好。

淋巴管水囊瘤的治疗方法如下[35]。

（1）期待自愈

对于较小的、局限的淋巴管水囊瘤，不影响功能又无碍美观者，可不予治疗。因为部分淋巴管水囊瘤有自然消退的趋势。

（2）注射疗法

近年应用抗肿瘤药物博来霉素作局部注射疗法，取得较为满意的疗效，完全消退和显著缩小者可达 70%。

（3）手术治疗

手术切除虽然仍为淋巴管水囊瘤的主要治疗方法。但当淋巴管水囊瘤并发感染时，医生一般不会建议立即手术，需要先做抗感染治疗，待感染得到控制后再考虑手术。

21. 为什么会出现胎儿水肿

胎儿水肿，又称巴氏胎儿水肿综合征，是指胎儿身体的含水量超过了身体的容积。

胎儿水肿可分为免疫性胎儿水肿和非免疫性胎儿水肿。免疫性胎儿水肿最常见的原因是孕妇与胎儿的 RH 血型不匹配。当孕妇是 RH 阴性而胎儿却是 RH 阳性时，如果妈妈的血液接触了胎儿红细胞上的 RH 抗原，就会产生 RH 抗体，导致胎儿的红细胞被破坏，引起胎儿水肿。非免疫性胎儿水肿病因较多，如胎儿染色体异常、重型地中海贫血、胎儿畸形、胎儿心力衰竭等，都可伴发胎儿水肿。此外，胎儿感染，如巨细胞病毒、柯萨奇病毒等宫内感染及其他的胎儿疾病，如宫内胎母输血、胎粪性腹膜炎等，也都能造成胎儿水肿。

胎儿水肿在孕期通过超声检查可以发现。当医生发现超声提示胎儿的两个或两个以上部位体腔出现异常积液时，就会考虑胎儿水肿，如胸腔积液、心包积液、腹腔积液或皮肤增厚等。胎儿水肿综合征早期的主要特征为：股骨增长比例不协调、胎儿双顶径增长、羊水改变、心胸比例扩大、胎儿腹水等。

22. 胎儿水肿综合征预后好吗

非免疫性水肿的胎儿一般预后较差，特别是孕早期就已发病的病例。医生主要依据水肿的病因，以及是否合并其他妊娠问题等来确定治疗方案，如果胎儿水肿同时出现了胎盘水肿，或者更为严重导致了"镜像综合征"，孕妈妈也出现严重的妊娠高血压综合征、水肿，这种情况就需要尽快终止妊娠；若在孕早期发现的胎儿水肿，伴有严重染色体异常等情况应尽早终止妊娠。因此，非免疫性胎儿水肿一经确诊，孕妈妈需尽早到母胎医学中心接受评估。非免疫性胎儿水肿转归主要受出生体重和 1 分钟 Apgar 评分两大因素影响：出生体重越低，死亡率越高；1 分钟 Apgar 评分越低，死亡率越高。但值得庆幸的是：如果孕期对胎儿进行宫内干预，有助于减少非免疫性胎儿水肿和提高胎儿的存活率，这也是目前能挽救胎儿水肿的有效措施。

如果检查结果为免疫性胎儿水肿，孕妈妈应尽快接受经皮脐血管穿刺和宫内输血、定期超声监测等医疗干预。一般情况下，产科医生会根据免疫性水肿的程度来决定分娩时机。如果胎儿对宫内输血反应良好，可定期重复输血，医生再根据胎儿的胎肺成熟度来确定分娩时机。

（席　惠）

第五章　肺发育异常与残障筛查

23. 什么是隔离肺

隔离肺，又称肺隔离症，属于肺的先天畸形之一。隔离肺的肺组织单独发育，接受异常的血液供应，与正常的肺组织支气管之间不相通或者偶尔相通，且没有呼吸功能。隔离肺根据发生畸形的肺组织与正常肺组织的关系，可分为叶内型肺隔离症和叶外型肺隔离症，以叶内型肺隔离症常见。隔离肺患者可表现为无症状或反复呼吸道感染。叶内型肺隔离症常有症状，叶外型肺隔离症可无症状[36]。隔离肺的发生率为0.8%～1.4%，多见于男性，男女比例为4∶1。

隔离肺的病因尚不明确，主要有血管牵引、血管功能不全、感染后获得等学说。一般认为，大多数叶内型肺隔离症是在孩子出生后才形成的，但容易引发肺部的反复感染。叶外型肺隔离症，常称为副肺叶或副肺段，是一种肺实质肿块，有病的肺组织与正常肺组织完全分离，患者一般无症状，但容易合并其他先天性畸形，如先天性心脏病、先天性食管瘘等。

如儿童出现反复肺部感染、呼吸窘迫或充血性心力衰竭等症状且无明显心脏原因时，都需要高度怀疑隔离肺，首选进行胸部X线检查。但许多叶外型肺隔离症很小，在胸部X线片上看不到。此外，超声、CT及磁共振也可用于诊断隔离肺。

24. 孕期发现胎儿隔离肺怎么办

孕期检查，如果发现胎儿隔离肺，建议孕妈妈要重视，并主动接受医学动态观察。到有资质的医院进行详细的超声结构检查及胎儿心脏超声检查，必要时进行磁共振检查，观察胎儿是否伴有其他肺部畸形。

隔离肺预后很好，至少75%的隔离肺患儿病灶可自然消失，存活率可达95%。尤其在逐渐缩小的隔离肺胎儿，预后更好，出生后可不出现任何呼吸道症状。但合并胸腔积液、羊水过多、胎儿水肿者，预后较差。

如果孕周在30周以内，且合并胎儿水肿的隔离肺胎儿，建议尽快接受宫内治疗。如果胎儿隔离肺合并胸腔积液，多采用产前治疗。胸腔－羊膜腔分流术可降低胸内压，增加静脉回流，可获得良好的预后，但有导致胎膜早破、早产、绒毛膜羊膜炎、分流术闭塞或移位等并发症的风险。另外，还有胸腔穿刺术、硬化疗法、激光凝固消融等治疗手段。

隔离肺胎儿一般合并染色体异常及遗传综合征的概率非常低，如不合并其他异常，一般不需要做羊水穿刺[37]。

对于隔离肺新生儿的治疗，手术为目前的首选治疗措施。如果患儿没有胸腔积液，多数不用手术治疗。但已经出现症状的新生儿，则建议接受手术治疗。出生后没有立即行手术治疗的患儿，需要长期接受医疗随访，如果出现多次肺部感染、出血、消化系统症状或心力衰竭等症状，需要尽快进行手术治疗。

25. 什么是先天性肺囊腺瘤样畸形

先天性肺囊腺瘤样畸形（简称肺囊腺瘤）是一种肺组织的发育畸形，又称先天性肺气道畸形。该疾病以末端细支气管过度增殖和扩张，形成充盈液体的囊腔为主要特征，发病率为 1/35 000 ~ 1/25 000。

先天性肺囊腺瘤样畸形属于非遗传性疾病，即并非由于父母将变异基因遗传给后代而导致的，其发生可能与胎儿在肺发育过程中受到某些致畸因素，如风疹病毒、单纯疱疹病毒、梅毒螺旋体、弓形虫感染等有关。

肺囊腺瘤在婴幼儿及儿童中常见，多发于单侧肺，可累及一侧肺或一叶肺，其临床表现与病理类型、病变位置、病变大小有关。70% 左右的患者在 1 岁以内发病，表现为出生后不久或几岁时出现呼吸困难，呼吸道感染等症状。

大多数肺囊腺瘤胎儿可在孕 18 ~ 22 周的产前超声筛查中发现。宝宝出生后，可以通过胸部平扫或 CT 检查进行确诊。此外，CT 检查还有助于与肺炎、支气管扩张、隔离肺、气胸等的鉴别。

26. 孕期胎儿被诊断为先天性肺囊腺瘤样畸形怎么办

先天性肺囊腺瘤样畸形为良性疾病，大多数患病胎儿预后良好，疾病不会对妊娠过程产生不良影响，也不会增加胎儿染色体异常的风险。但宝宝出生后需要接受定期的医疗监测、预防感染、择期手术治疗等。肺叶切除术是先天性肺囊腺瘤样畸形的标准治疗方案。目前，普遍认为患儿出生后的3～6个月为最佳手术时机，因为患儿6个月后进行手术可能会面临更高的炎症和感染发生概率。如果病变部位较大、病变程度较严重，患儿可能会出现气促、呼吸困难等气道、血管、神经等压迫症状，需要紧急接受手术治疗。

先天性肺囊腺瘤样畸形可导致孕妇羊水过多，这与肿块压迫食管、胎儿吞咽羊水减少、肿块产生的液体过多等有关。先天性肺囊腺瘤样畸形的产前治疗手段主要包括：使用类固醇激素治疗，抑制肿块生长，减少水肿发生；宫内治疗，羊膜腔分流术控制胎儿组织器官病理改变的继续发展，改善其功能，为胎儿发育成熟赢得时间。如果孕妇在产检时发现胎儿患有先天性肺囊腺瘤样畸形，建议接受产前产后一体化咨询，与专业医生共同拟定疾病的治疗与康复方案。

（杨舒亭）

第六章　膈肌发育异常与残障筛查

27. 先天性膈疝是怎么回事

膈肌，是横在我们人体的胸腔和腹腔之间的一堵"墙"，让我们胸腔和腹腔的器官"各归各位""各自安好"。但是，如果这堵"墙"出了问题，比如，当"墙破了""墙塌了""墙穿孔了"的时候，是不是这些原本"安分守己"的脏器，就会变得"不老实"了？它们就会从缺损的地方，跑到另一个相对没那么拥挤的空间。这就是我们本章将重点介绍的一种先天发育畸形——先天性膈疝。

先天性膈疝是指在胎儿时期，横膈发育缺陷（如裂孔、缺损等）而导致腹腔内容物疝入胸腔。据国外资料报道，先天性膈疝的发生率为 1/10 000 ~ 4.5/10 000[38]，胎儿期发生率可能更高，男女比例基本相等。先天性膈疝大多数发生于左侧，占 85% ~ 90%，发生在右侧者占 10% ~ 15%，发生在双侧者 < 5%[39]。

膈肌在胚胎期约 8 周的时候就已经融合形成了，将体腔分为胸腔及腹腔，而于此间任何时间的体腔发育停滞，均有可能造成横膈缺损而致膈疝的形成[40]。根据膈疝部位不同，分为胸腹裂孔疝、食管裂孔疝及胸骨后疝，其中以胸腹裂孔疝多见，且左侧发生率高于右侧；疝内容物大多为小肠，但也可有胃、脾甚至部分肝脏。多数膈疝形成于孕 10 周左右，当胎儿生理性中肠疝消失，肠管回缩进入腹腔导致腹腔内压力升高，而致腹腔内容物疝入胸腔；因膈疝迫使纵膈移位，而导致肺组织受压，引起肺发育不良，同时疝入物可致心脏移位，进而导致循环障碍[41]。

先天性膈疝常合并其他畸形或综合征（15% ~ 45%），较常见的合并畸形为心脑畸形；此病亦可合并染色体异常，发病率为 5% ~ 15%，最多见的为 18- 三体综合征；合并综合征中最常见的为 Fryns 综合征〔本病为常染色体隐性遗传，包括颜面畸形、囊性淋巴管瘤、多囊肾、指（趾）异常、胼胝体发育不良〕、贝 – 维综合征等。

28. 胎儿有先天性膈疝可以在孕期接受治疗吗

先天性膈疝最早可以在孕 13 周通过超声检查做出诊断[42]。通常认为，如果胎儿的膈肌在早孕期未能及时关闭，可使腹腔脏器（胃肠或肝脏）进入胸腔，造成同侧肺脏的受压和纵隔移位，进而影响对侧肺脏，尤其是肝脏疝入胸腔的胎儿风险较高，通常在宝宝出生后就可能有肺功能不全和持续性循环障碍的表现，新生儿的死亡率极高。文献报道，重症病例的病死率仍高达 50% ~ 60%[43]，而双侧膈疝患儿的死亡率更是高达 100%[44]。

　　早在 20 世纪 70 年代，美国的胎儿医学专家团队就已经开展了胎儿膈疝的宫内治疗手术，并取得了良好的疗效[45]。目前的综合治疗方案，使得先天性膈疝患儿的预后较之前明显改善，无肝脏疝入（"肝下型"）的先天性膈疝患儿的存活率最高可达 90% 以上，生后需要体外膜肺 (EMCO) 的比例下降至 25%。

　　如果孕期发现胎儿患有先天性膈疝，建议孕妇进一步接受产科超声及胎儿超声心动图检查，以排查胎儿有无其他畸形和心脏异常，是否合并染色体异常等，并在产科医学专家的指导下，决定是否终止妊娠、胎儿宫内手术或待出生后再行手术治疗。

（王　丹）

第七章　心血管发育异常与残障筛查

29. 什么是先天性心脏病

先天性心脏病，简称先心病，是胎儿出生时就存在的心脏缺陷，表现为心脏结构、功能的异常。先心病是出生缺陷中最常见的一类，在新生儿主要出生缺陷中占比近 1/3。研究报道我国胎儿先心病发病率约为 8‰ 左右，我国每年约有 15 万新增病例。

如果把我们的心脏比喻成一座房子，房子盖好以后可能面临以下各种问题：①屋子之间的墙有缺损：如房间隔缺损（正常左右心房完全独立）、室间隔缺损（正常左右心室完全独立）。②盖房子时的临时水管没有及时除掉：如动脉导管未闭（胎儿的肺动脉和主动脉之间有一条动脉导管，使血液能够循环，出生时会闭合萎缩）。③房子内的门不能完全打开或关闭：如肺动脉瓣狭窄、主动脉瓣畸形。④冷热水管之间有瘘道，造成冷水不冷、热水不热：如肺动静脉瘘、冠状动静脉瘘。⑤房子内的电线不导电：如先天性完全性房室传导阻滞。以上这些先心病类型以房间隔缺损、室间隔缺损、动脉导管未闭合为常见病征。

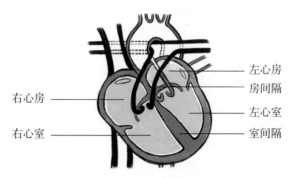

右心房

右心室

左心房

房间隔

左心室

室间隔

图7　正常心脏

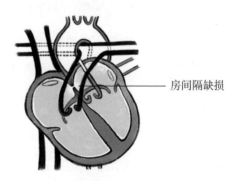

房间隔缺损

图8　房间隔缺损

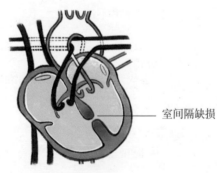

室间隔缺损

图9　室间隔缺损

排名前十的先心病类型分别为法洛四联症、房室间隔缺损、右室双出口、大动脉转位、单心室、左心发育不良综合征、永存动脉干、右心发育不良、心房内脏异位综合征、肺动脉闭锁等。

先心病的临床表现主要取决于畸形的大小和复杂程度[46]。复杂而严重的畸形在出生后不久即可出现严重症状，甚至危及生命。先心病常见的症状有：①经常感冒、反复呼吸道感染，易患肺炎，生长发育差，消瘦，多汗。②吃奶时吸吮无力、喂奶困难或婴儿拒食、呛咳，平时呼吸急促。③口唇、指甲青紫或哭闹或活动后青紫。喜欢蹲踞，易发生晕厥、咯血。④心脏听诊有杂音。

30. 孕期能发现胎儿先天性心脏病吗

胎儿心脏产前筛查能早期排查胎儿是否患有先心病，该检查目前已经成为妊娠期常规检查。胎儿超声心动图是目前诊断胎儿先心病的最主要方法，胎儿心脏核磁共振成像（NMRI）在部分情况下可提供对超声心动图的补充信息。

胎儿超声心动图的无创伤性、无致畸作用及良好的可重复性，使其成为产前先心病诊断的首选方法。胎儿心脏超声可以对先心病提前诊断，医生再结合孕妇及胎儿的具体情况，尽早制订处理方案。通俗来说，就是先判断胎儿心脏是否健康，如果不健康，能不能治、怎么治，再给出详细方案。

孕 20～24 周为胎儿超声心动图探查最佳时期，如果孕妇存在生育先心病患儿的遗传危险因素，在医生的指导下可提前检查。由于先心病的确诊关系到胎儿去留的问题，因此建议孕妇在孕期至少要做两次胎儿超声心动图检查，最好在孕 24 周左右完成胎儿心脏超声检查。

如果通过胎儿超声心动图依然未能确诊胎儿先心病，建议做胎儿核磁共振（NMRI）检查，该项检查在血管成像方面具有很强优势，当超声心动图检查无法检测到异常时，可以协助进行诊断。

31. 如果在孕期发现胎儿患先天性心脏病怎么办

（1）进行详细的胎儿超声心动图检查

建议到有资质的医院进行详细的胎儿超声心动图检查，必要时进行胎儿心脏核磁共振检查。胎儿超声心动图可检查先心病的类型及严重程度，是否合并心外畸形等，可对胎儿的心脏肿瘤、原发性心肌病等进行诊断，对胎儿心律失常及心功能进行评估。孕 16 周至足月出生前均可做胎儿超声检查，孕 18～22 周为最合适的检查时间。

（2）接受多个学科专家咨询

接受由心脏病学、心脏外科学、遗传学、妇产科学、新生儿科等多个学科专家咨询，专家们会为先心病胎儿和孕妇提供个体化的、最佳的妊娠、分娩、出生后治疗和随访计划。

（3）完善相关检查

孕中期可通过羊水穿刺产前诊断以及孕中晚期脐静脉穿刺产前诊断，以进一步排除遗传因素所导致的先心病。

32. 先天性心脏病可以治愈吗

随着医疗技术的发展，大部分先心病，包括复杂心脏病的治疗效果已非常好。简单先心病患儿的近、远期死亡率几乎为零，治疗后可获得完全正常的预期寿命与生活质量；复杂先心病同样能获得良好的治疗效果，在我国专业的儿童心脏治疗中心，大部分复杂先心病的近、远期死亡率也已控制在 10% 以内。

根据先心病的严重程度及预后将常见的先心病分为低危、中危和高危三级 [47]。低危的先心病包括室间隔缺损、肺动脉瓣狭窄、冠状动脉瘘、主动脉缩窄。中危的先心病包括法洛四联症（轻、中度）、单纯性完全性大动脉转位、完全性房室间隔缺损、主动脉缩窄（重度）、右室双出口（部分类型）、完全性肺静脉异位引流、三尖瓣下移（不伴有心脏扩大）、主肺动脉窗、左冠状动脉起源于肺动脉等。高危的先心病包括永存动脉干、肺动脉闭锁合并室间隔缺损、法洛四联症（重度）、法洛四联症合并肺动脉瓣缺如、重度主动脉瓣狭窄或主动脉弓中断、纠正型大动脉转位、三尖瓣闭锁、左心发育不良综合征、右心发育不良综合征、三尖瓣下移（伴随严重心脏扩大）、二尖瓣重度狭窄或反流等。

目前认为低危及中危的先心病基本不妨碍胎儿的宫内生长发育，出生后治疗有相对良好的结局，建议继续妊娠，并每4～6周复查一次胎儿超声心动图检查；部分高危的先心病，如单心室、右室双出口合并完全性房室间隔缺损、左心发育不良综合征等，出生后无有效治疗方法或治疗预后差，医生一般会建议终止妊娠。

33. 先天性心脏病会遗传给下一代吗

先心病的病因复杂，大部分先心病为散发病例，没有绝对的遗传性。目前认为是遗传、环境、怀孕期间危险因素暴露等多因素共同作用的结果。

先心病的遗传因素主要包括染色体病、单基因病、多基因病等。其中90%为多基因遗传，5%为染色体病，3%为单基因突变，1%～2%与环境因素有关[48]。如果明确为染色体病或单基因突变导致的先心病，可以计算出下一代的发病风险。

与先心病相关的常见染色体异常主要有 21- 三体综合征、18- 三体综合征、13- 三体综合征、特纳综合征等；与先心病相关的基因组疾病[49]主要包括 22q11.2 微缺失综合征、威廉姆斯综合征、猫叫综合征、4p 部分单体综合征等；与先心病相关的单基因疾病众多，常见的有努南综合征、心手综合征、CHARGE 综合征、歌舞伎面谱综合征等。

其中 22q11.2 微缺失综合征据估计占先心病患者的 1.9%，最常见的先心病类型为法洛四联症（20%）、永存动脉干（6%）、房间隔/室间隔缺损（14%）、主动脉弓离断等大动脉畸形（13%），其中大部分为新发变异，也有 7% 遗传自父母涉及 22q11.2 染色体易位。22q11.2 缺失在特定类型的先心病中占比较高，如主动脉弓离断（22%～48%）、永存动脉干（12%～35%）、法洛四联症（8%～13%）、孤立性大动脉畸形（24%）等。该病为常染色体显性遗传方式，患者后代有 50% 的概率获得该异常染色体而发病；有家族史或已生育 22q11.2 微缺失综合征患儿的母亲再次生育该患儿的风险明显增加，因其可能存在生殖细胞突变或低比例嵌合，故再次妊娠建议行产前诊断；若亲本一方为涉及 22q11.2 的染色体平衡/非平衡易位携带者，则其后代为 22q11.2 微缺失综合征的风险极高。

另外，50% ~ 80% 的努南综合征患者患有先心病，20% ~ 50% 的患者出现肺动脉瓣狭窄，20% ~ 30% 的患者患有肥厚型心肌病，先心病还包括房间隔缺损、室间隔缺损、分支肺动脉狭窄以及法洛四联症等。努南综合征多为常染色体显性遗传疾病，少数为常染色体隐性遗传疾病，其中大多为新发，患者同胞的患病风险取决于其父母的基因突变携带状态，如父母正常，则同胞患病的风险很小。

34. 超声发现胎儿心室内强光点代表心脏有问题吗

经常有孕妇拿着超声检查报告单来问医生："我的宝宝有心室内强光点，是不是有先心病？"其实，胎儿心室内强光点是孕期较为常见的超声表现，大多数单纯性的心室内强光点并没有太大临床意义，也就是说其与先心病并没有直接联系，因此孕妇如果拿到这样的检查报告单，请不要过于焦虑。

所谓心室内强光点，指直径为 1 ~ 6 毫米的斑状、灶状或条索状的结构，是心室内出现的点状强回声，其回声强度与周围骨组织接近，可单发，也可多发，常位于左、右室腱索、乳头肌或右室调节束，以左室乳头肌处最常见。心室内强光点的病因不明，很多研究认为与心室内腱索增厚而形成的强回声反射或心室内乳头肌中央矿物质沉积、钙化等有关。值得注意的是：当胎儿心室内强光点合并其他超声软指标异常、孕妇高龄或产前筛查阳性时，应警惕胎儿患染色体遗传性疾病的可能，建议孕妇尽快进行遗传咨询，并在专业医生指导下接受进一步介入性产前诊断。

35. 胎儿会发生心律失常吗

胎儿有可能发生心律失常。胎儿心脏发育主要在胎儿期 3 ~ 8 周完成。胎心率通常为 110 ~ 160 次 / 分，如果胎心率不在正常范围或心律不规则，则认为胎儿心律失常。

胎儿心律失常是一种常见的胎儿心脏疾病，主要包括期前收缩、心动过速和心动过缓，发病率高达 1% ~ 3%。大多数情况下的胎儿心律失常属于良性病变，在少数情况下，严重的心律失常，如室上性心动过速、心房扑动和房室传导阻滞会导致胎儿心功能不全、胎儿水肿甚至胎儿宫内死亡。针对胎儿心律失常的原因及类型来选择不同的治疗方式，可改善胎儿预后。

胎儿心律失常的原因主要有：

● 胎儿宫内窘迫引起胎儿心动过速。

● 脐带受压或缠绕引起胎儿心动过速。

●胎儿心脏结构发育异常，如房室间隔缺损、左心发育不良、大动脉异常等可能引起胎儿心房扑动，复杂的先心病合并有先天性传导异常，可能引起胎儿房室传导阻滞。

●胎儿心脏神经系统发育不全。

●心脏离子通道病。

●母体因素。

●母体自身抗体阳性等。

诊断胎儿心律失常的常用手段有胎儿超声心动图、胎儿心磁图及胎儿心电图等。大部分胎儿心律失常发生于孕晚期，呈现功能性或暂时性，其预后较好。胎儿房室传导阻滞合并胎儿心脏结构异常时预后较差。

36. 胎儿右位心可以正常生存吗

在我们的认知中，正常人的心脏大部分位于胸腔正中线的左边，心尖朝向左侧，心脏大小相当于本人的拳头大小。但在现实生活中，有一种人，他们的心脏位置恰恰相反，大部分位于胸腔正中线的右边，这就是"右位心"患者。不仅如此，右位心患者其他内脏器官的位置可能和正常人也是相反的，就像我们在镜子中看到的人一样，因此右位心患者又被称为"镜面人"。

右位心是一种较少见的先天性心脏位置异常[50]，是由于胚胎早期原始心血管发育和扭转异常所致，不同类型的右位心合并不同程度的心内外畸形。

右位心包括镜面右位心、孤立性心室反位镜像、右旋心等类型。镜面右位心即与正常心脏呈"镜像"分布，是最常见的右位心类型。当镜面右位心房室连接一致时，心脏结构往往是正常的。单发的镜面右位心或仅合并简单、可矫正的心脏畸形，胎儿产后预后良好。但镜面右位心胎儿可能是卡塔格内综合征患者，即原发性纤毛不动综合征，表现为支气管扩张症、鼻窦炎、内脏转位三联征，大多为常染色体隐性遗传，也有 X 连锁遗传的报道。该病目前尚无有效药物治疗，及时诊断和治疗对本病预后有较大帮助，治疗主要为控制感染、对症治疗及增强免疫力等。孤立性心室反位镜像均合并其他心内结构畸形，较常见的是右室双出口和矫正型大动脉转位，产后手术矫正较困难。右旋心常合并其他心脏畸形和（或）其他器官畸形，以右室双出口常见，产后手术矫正较困难。

单纯的右位心若不合并其他心脏畸形和（或）其他器官畸形，一般预后良好，可以正常生存。如果合并其他器官畸形，则根据合并畸形的类型预后差异较大。

（杨舒亭）

第八章 腹部发育异常与残障筛查

37. 胎儿脐膨出是怎么回事

脐膨出，就是我们常听说的某人一出生就"肚脐眼突出"，其实脐膨出属于先天畸形的一种，主要是由于先天性腹壁发育不全导致脐带周围发育缺陷，腹腔脏器由此脱出体外。

脐膨出可分为3类：小型脐膨出（缺损环直径＜5厘米）、大型脐膨出（缺损环直径≥5厘米或囊内含有50%～75%的肝脏）和膨出囊破裂型，其中预后最佳者为小型脐膨出[51]。

产前通过超声筛查可以早期发现并诊断胎儿的脐膨出。由于脐膨出胎儿常合并其他结构畸形，因此一旦诊断为脐膨出，建议在母胎医学专家的指导下接受相关的医学检查，如胎儿解剖学检查、心脏检查、胎儿超声心动图检查等。

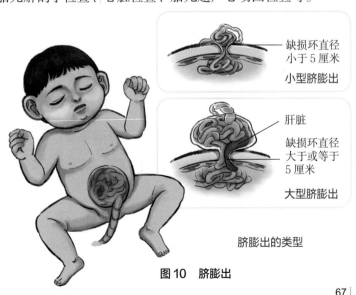

缺损环直径小于5厘米
小型脐膨出

肝脏
缺损环直径大于或等于5厘米
大型脐膨出

脐膨出的类型

图10　脐膨出

38. 孕期发现胎儿有脐膨出怎么办

如果孕妇通过产前检查发现胎儿患有脐膨出，需要接受产前诊断。胎儿的去留问题主要取决于是否合并染色体异常、相关畸形的存在及其严重程度等。严重脐膨出的患儿常在新生儿早期因合并相关畸形而死亡：合并多发畸形时死亡率可达 80%，合并严重非整倍体综合征时死亡率高达 95% ～ 100%。如果患儿仅为孤立型脐膨出或没有肝脏膨出，其预后一般较好。

目前有相关研究显示，若肝脏膨出，则预后相对较差，且有明显的呼吸道后遗症。脐膨出胎儿常合并染色体畸形，如 13- 三体综合征、18- 三体综合征或 21- 三体综合征等，因此需要接受进一步的染色体分析。此外，脐膨出是 52 种综合征的表现之一，如贝 - 维综合征（脐膨出、巨舌和巨体）、泄殖腔外翻（脐膨出、膀胱外翻、肛门闭锁和脊柱畸形）、Gershoni-Baruch 综合征（脐膨出、膈疝、心血管畸形）、Donnai-Baruch 综合征（膈疝、脐疝、胼胝体缺乏、器官距离过远、近视和神经感觉性耳聋）等。因此，如果被确诊为脐膨出，患儿还需要接受全身器官的超声检查，以便发现是否合并其他畸形。

39. 孕妇吸烟会导致胎儿腹裂吗

　　腹裂为胚胎早期形成腹壁的两个侧壁之一发育不全形成，大多位于右侧，患儿脐、脐带位置及形态均正常，突出于体腔外的是原肠，从胃到乙状结肠，且突出的胃肠道没有羊膜囊和腹膜囊包被。病因推测有 3 种：①该处有脐动脉通过，腹壁薄弱，易受机械性损伤；②右脐静脉向内转时血液循环障碍所致；③环境因素和药物致畸形可能是近年来发生腹裂的原因。

　　目前对于孕妇吸烟是否会增加腹裂发生的风险仍有争议，但有综合研究结果显示，吸烟的孕妇会导致胎儿腹裂的风险增加。据文献报道，在怀孕前 3 个月吸烟的女性所生的新生儿中，一些个体先天性异常发生频率增加。与非吸烟者相比，怀孕前 3 个月吸烟的女性所生胎儿腹裂的发生率高出 3 倍（0.03% 对 0.09%），怀孕前 3 个月吸烟的女性所生胎儿的风险增加 90%。吸烟导致腹裂发生的假说是肠系膜动脉中血管的破坏和内皮功能障碍，导致腹壁发生缺损，部分原始肠管通过腹壁缺损疝入腹腔。

40. 怀有腹裂胎儿的孕妇分娩时需注意什么

　　对怀有腹裂胎儿的孕妇分娩方式和时机的选择尚存有争议。大部分肠道损伤是由孕晚期暴露于羊水引起的，所以提前分娩有益，但是有研究表明，孕 36 周选择分娩和足月自然分娩的新生儿妊娠结局无明显差异，且随后的回顾性研究也支持了该结论。目前，并无明确证据显示对于腹裂患儿剖宫产优于阴道分娩，除非有其他产科指征。

腹裂胎儿宫内病死率为 10.6% ~ 12.5%，有学者建议妊娠 30 周后需行胎儿生物物理评分及每周超声检查，评估胎儿肠管壁厚度、有无肠管扩张、有无胎胃扩张、观察胎儿肠管蠕动情况。如果超声提示有肠管损伤，建议选择终止妊娠。关于分娩方式，多主张建议无明显妊娠合并症者选择阴道分娩。对怀有腹裂胎儿的孕妇分娩方式和时机的选择尚存有争议。

先天性腹裂胎儿的腹腔脏器几乎完全脱出腹腔，并直接裸露在外，生后应立即进行消毒，用湿盐水纱布遮盖脱出的脏器并轻轻包扎，注意肠管血运，防止肠系膜嵌顿于腹壁裂口引起肠缺血坏死，并迅速转送到有条件进行新生儿外科手术的医院救治。出生数小时即转外科的患儿，只需常规术前准备后即可手术，不必要的拖延常使肠腔积气、肠管水肿加剧，增加复位难度，增加感染概率；同时，患儿会因为水电解质严重失衡、脱出肠管系膜嵌顿缺血等原因，使全身情况迅速恶化，失去手术治疗机会。但就诊较晚的病例，往往因为肠管长时间裸露，大量水分蒸发，频繁呕吐等原因，导致严重水电解质失衡，应予以尽快纠正，待全身情况稳定后方可手术[52]。

41. 什么是多囊性肾发育不良

多囊性肾发育不良是一种严重的肾发育不良，临床较罕见，男性胎儿患者多见。该病无遗传性，其发生主要与胚胎发育期的肾和输尿管芽融合不良有关。患病的肾脏内有较多大小不等的囊泡，且囊泡间互不相通；女性胎儿发生输卵管闭锁，不能发挥正常功能。庆幸的是，大多数多囊性肾发育不良仅发生于一侧肾脏，而另一侧肾脏功能正常，因此该病的预后良好，患者一般不需要接受特殊治疗。

少数多囊性肾发育不良可发生于双侧肾，并多伴有胎肺发育不良、羊水过少，通常预后不良，易继发血尿、感染、高血压等并发症，患儿多在新生儿期死亡。因此，如果在产前发现胎儿为双侧多囊性肾发育不良，建议孕妇尽快终止妊娠放弃胎儿。如果胎儿为单侧多囊性肾发育不良，且羊水量正常，则提示另一侧肾脏功能正常，通常不影响胎儿存活，但有发展为高血压的可能，可在胎儿出生后行患侧肾脏切除手术治疗。

42. 多囊性肾发育不良和多囊肾有何区别

与多囊性肾发育不良的非遗传性、大多数只影响一侧肾脏相比，多囊肾不仅是一种明确的遗传性疾病，还会导致双侧肾脏的功能受到影响。

这两种疾病在临床上都比较罕见，且都能在孕期通过超声检查被发现和诊断。所不同的是：多囊肾的发生一般与基因突变有关，宝宝出生后发生肾衰竭和并发症的风险较高，治疗较困难，可能需要进行肾透析、肾移植等来缓解病情，预后相对较差；多囊性肾发育不良无明确致病基因及家族史，宝宝出生后可以采用手术方法来切除患病的肾脏，而未受影响的一侧肾脏能继续正常工作，故大多数预后较好。

43. 孕期四维超声检查出胎儿患多囊肾怎么办

多囊肾属于一种遗传性疾病，其发生与基因突变有关。根据遗传方式分常染色体显性遗传多囊肾病（简称 ADPKD）和常染色体隐性遗传多囊肾病（简称 ARPKD）。

常染色体显性遗传性多囊肾病又称成人型多囊肾病，是一种常见的常染色体显性遗传疾病，肾脏囊肿可能进行性发展而导致肾功能衰竭。

常染色体隐性遗传性多囊肾病又称婴儿型或儿童型多囊肾病，是一种常染色体隐性遗传性的肝肾纤维囊性疾病，可能导致肾脏功能进行性减退并伴随着不同程度肝纤维化和胆囊扩张，部分患者还出现门脉高压症状。

此外，还有一种多囊肾与染色体微缺失有关，即 RCAD 综合征，又叫肾囊肿－糖尿病综合征。主要表现为肾脏多囊性改变及青年人成年发病型糖尿病。

由于多囊肾属于常染色体遗传性疾病，治疗起来比较困难，且预后较差，故确诊后一般建议终止妊娠。因此，如果孕期四维超声检查中发现胎儿可能患有多囊肾，建议先做进一步的遗传学检查，以明确诊断，再经专业医生评估后决定是否终止妊娠。

44. 孕期胎儿诊断有多囊肾，孕妇做超声检查有什么表现

多囊肾形成囊肿最基本的原因有两大类，即梗阻和遗传。而多囊肾的共同特点是肾脏出现覆有上皮细胞的囊肿。肾及输尿管由间介中胚层分化而来。自妊娠 4 周起前、中、后肾先后发生，至第 5 周时，从中肾管长输尿管芽，此芽长入外侧的生后肾组织，两者相互诱导共同形成后肾，即永久肾。输尿管芽长入后肾组织后，其尾端形成输尿管，头端膨大成为肾脏集合系统。胎儿自第 3 个月起，肾单位就有了泌尿功能，因此当肾单位以下的任何一个部位发育异常都会导致尿液排出受阻，引起尿液积聚、局部组织膨胀，形成大小不等的囊泡。根据病理特征将多囊肾分为常染色体隐性遗传性的婴儿型多囊肾及常染色体显性遗传性的成人型多囊肾，前者又分为围生期型、婴儿型、新生儿型和少年型四型。与病理

相对应的超声图像分为强回声型（婴儿型）和无回声型（成人型），目前较常用的分类法为 Potter 分类法，该分类法较客观地反映了此类疾病的病理、生理及临床特征，为临床提供了较有价值的报告。

Potter Ⅰ型（婴儿型多囊肾），典型超声表现为双肾对称性增大，有时可达正常肾脏的 3～10 倍，超声通常表现为肾脏回声弥漫性增强，主要在肾髓质部分，而周围皮质部分则表现为低回声，其原因可能与囊肿小而产生多界面反射有关，导致孕妇羊水过少。Potter Ⅲ型，即成人型多囊肾，该型多囊肾病变的基因定位于 16 号染色体上，多有家族史。轻者可无症状，严重者可致新生儿死亡。病理特征为双肾呈弥漫性、进行性多囊性增大，囊性之间夹杂有正常肾实质，常合并其他部位的囊性病变，如多囊肝 [53]。

产前超声表现为：双侧肾脏增大，肾区见多个大小不等的囊性结构，实质回声增强，羊水量可正常或减少，因为孕 20～23 周后，羊水主要靠胎儿肾脏和肺的分泌，由于多囊肾时胎儿肾功能的损失，因而影响羊水的生成。

45. 胎儿多囊肾的预后情况如何

当超声检测显示胎儿双侧肾脏囊性增大、回声增强时，需要进一步排除其他泌尿道的异常以及肾脏以外的畸形。当合并其他畸形时倾向于遗传性综合征的诊断，而孤立性肾脏疾病才更有可能是多囊肾，需对其父母进行超声检查，并详细调查家族史，在孕晚期定期进行超声检查对评估羊水量有一定的价值。

成人型多囊肾病是一种涉及多系统、多脏器的全身性疾病，如腹部肿块、背部和腰部疼痛、贫血、高血压、肾功能不全等肾脏表现及肾外表现，包括肝囊肿、脑动脉瘤等。致病基因不同，其临床表现亦有差异。大多数成人型多囊肾病在成年期发病，平均发病年龄约40岁，但约2%的成人型多囊肾病在胎儿期发病。近期研究显示，是否合并羊水过少，与胎儿预后（死胎、死产、新生儿死亡等）密切相关。产前B超发现肾多囊且诊断本病者，43%的病例在1岁内死亡，存活者67%发生高血压，约3%在3岁内出现严重肾功能衰竭，其总的预后与其他宫内诊断的先证者同胞相似，临床异质性原因推测与基因修饰、转录、修复有关，尤其与父母亲非患病方的基因修饰有关。

46. 胎儿肾积水是怎么回事

胎儿肾积水就是胎儿的肾脏里储存了多余的液体，其实这些液体是尿液。作为一种先天性泌尿系统疾病，胎儿肾积水的发生主要与尿液不能顺利从胎儿肾脏中排出有关。

　　胎儿肾积水分为非梗阻性肾积水和梗阻性肾积水。

　　非梗阻性肾积水较常见，是胎儿发育过程中泌尿机能不够完善而出现的一过性和生理性表现。非梗阻性肾积水中以膀胱输尿管反流最常见。正常情况下，尿液只能从输尿管流入膀胱，如果由于某种原因导致尿液从膀胱倒流进入输尿管和肾脏，则为膀胱输尿管反流。膀胱输尿管反流不仅会导致肾积水，还可能会造成输尿管扩张。此外，还有一种特殊的肾积水，称为"生理性肾积水"，属于一种生理状态，不需要任何治疗。

　　梗阻性肾积水是泌尿系统发生了病理性梗阻导致的，多见于肾盂输尿管交界处狭窄、膀胱输尿管返流、膀胱输尿管交界处狭窄、巨输尿管、多囊性肾发育不良及后尿道瓣膜等肾积水。肾盂输尿管连接部梗阻（UPJO）是最常见的一种病因，主要是肾脏出口处被堵住而导致尿液在肾脏内无法排出。梗阻严重者可能导致肾脏功能受损，预后较差。

47. 孕期发现胎儿肾积水怎么办

　　如果孕期检查发现胎儿肾积水，孕妈妈不要过于担心，并不是所有肾积水均需处理。产前诊断的胎儿肾积水，特别是轻度肾积水，80% 可能在妊娠期间自然消退，并不会对肾脏结构和功能造成损伤。有的属于"生理性肾积水"，不存在"梗阻",不需要治疗。只有极少部分的患儿需要接受手术治疗。目前,临床针对肾积水手术治疗的技术已经相当成熟,且治疗效果满意。

产前对肾积水胎儿的处理方式包括:选择终止妊娠、早产、期待治疗以及胎儿干预。

在胎儿发育早期出现的肾积水会严重影响胎肺发育和肾脏的发育,早孕期双侧肾脏受累的胎儿,且已经出现羊水过少和肾脏发育不良的特征,预后较差,可考虑选择终止妊娠。如果胎儿肾积水同时合并染色体异常、遗传综合征和其他系统畸形,也可能预后不良,同样应考虑选择终止妊娠。

超过 80% 的产前肾积水会在妊娠期消退,因此,建议孕妈妈们在专业医生指导下定期进行超声检查。孕晚期后期出现的或持续性的肾积水需要接受产后随访。肾积水胎儿出生后 1 周左右,需要接受泌尿系统的超声检查,帮助医生了解、评估疾病的严重程度,以便指导下一步的治疗。

48. 胎儿肾缺如是怎么回事

刘女士怀孕 6 个月的时候,超声检查发现胎儿肾缺如,这让原本对新生命充满期待的刘女士夫妇来说,犹如当头一棒,不知道孩子究竟"能要"还是"不能要"。

肾缺如,又称肾不发育,它是一种遗传性疾病,是由于一侧或双侧输尿管芽不发育，不能诱导后肾源基使其分化为后肾，从而导致一侧或双侧肾缺如。肾缺如可为散发性，也可为常染色体隐性、显性遗传及 X 连锁遗传。

产前超声检查是诊断胎儿先天性肾缺如的首选方法。肾缺如可表现为单侧或双侧同时肾缺失的畸形。

双侧肾缺如是泌尿系统最严重的畸形，可以导致严重的羊水过少，从而威胁胎儿的生命安全。因此双侧肾缺如的致死率高，胎儿出生后一般难以存活，主要死于严重肺发育不良。同时，双侧肾缺如患儿常合并其他畸形。此外，双侧肾缺如与家族史有关，再发风险非常高[54]。

单侧肾缺如者未合并其他心内外畸形时预后较好，胎儿可正常生存，不需要进一步干预治疗，但在成年后出现蛋白尿、高血压和肾功能不全的风险会相应增加。部分单侧肾缺如者会出现膀胱输尿管反流[55]。

（余雯贤　李　花　吴兴汉）

第九章　外生殖器发育异常与残障筛查

49. 外生殖器模糊是怎么回事

新闻报道:一对夫妻连生两孩,竟然不知是男是女,这让很多人觉得不可思议。在大多数普通人的认知里,判断一个孩子的性别,最"简单粗暴"的做法就是肉眼观察其外生殖器形状。显然,此方法在这两个孩子身上是无效的。为什么会这样,原来与"外生殖器模糊"有关。所谓"外生殖器模糊",指的是宝宝在出生以后,根据其外生殖器形状难以分辨其性别。

一个胚胎,在妈妈的子宫内发育成男胎还是女胎,出生后表现出男孩的特征还是女孩的特征,是由一个叫"性腺"的器官来决定的。如果性腺发育成睾丸就是男孩,如果性腺发育成卵巢就是女孩。当然,我们的性别还会受到基因的表达、激素的水平高低以及人类种群结构、外界温度等诸多因素的影响。

宝宝出生后,一旦发现外生殖器模糊,家长要大力配合医生尽早明确诊断:确诊尽量不宜超过2岁,因为2岁以后的儿童会逐步形成性别意识。在专业医生的建议和指导下接受各项检查,如全面体格检查、染色体核型分析、内分泌检测、超声、CT、尿生殖窦造影等,必要时还需要通过性腺探查以鉴别有无其他性别畸形或真两性畸形。

50. 女性外生殖器发育异常

女性外生殖器发育异常[56]属于外生殖器发育异常的一种，可分为处女膜发育异常、外生殖器男性化、小阴唇融合等。

（1）处女膜发育异常

大多数正常女性的处女膜为环形，使经期时的经血顺利排出，而异常的处女膜则会不利于经血的排出，导致经血排出受阻而引起腹痛、腹部坠胀感等一系列症状。处女膜发育异常需要尽快接受手术治疗。

（2）外生殖器男性化

女性外生殖器可表现为阴蒂肥大，有时显著增大似男性阴茎；严重者可有小阴唇融合，两侧大阴唇有不同程度融合类似于男性阴囊。分为以下三类。

①真两性畸形：多数患者为阴蒂肥大或阴茎偏小，由胚胎期优势性腺决定。患者体内性腺同时存在睾丸和卵巢两种组织，或一侧卵巢、一侧睾丸。染色体核型为 46，XX；或 46，XX/46；XY 嵌合体；46，XY 少见。真两性畸形患者需要择期手术治疗：切除肥大的阴蒂，矫正外阴畸形；切除不必要的性腺，保留与外生殖器相配的性腺。

②先天性肾上腺皮质增生致假两性畸形：女性假两性畸形，为常染色体隐性遗传疾病，染色体核型为 46，XX。缺

乏将 17α-羟孕酮转化为皮质醇或不能将孕酮转化为皮质醇，以致孕酮积聚，并向雄激素转化，产生大量雄激素。治疗上一般采用肾上腺皮质激素治疗至血清睾酮含量正常，同时通过手术矫正外阴畸形。

③外源性雄激素药物致假两性畸形：雄激素或有雄激素作用的合成孕激素可致女性假两性畸形；妊娠早期服用雄激素药物可使胎儿阴道下段发育不全，阴蒂肥大，阴唇融合等发育异常；妊娠晚期服用可致阴蒂肥大。

（3）小阴唇融合

主要表现为青春期月经正常来潮，但发现经血和尿液自同一孔道流出，常被误认为是"周期性血尿"。融合的小阴唇遮蔽尿道口和阴道外口的程度可不同，偶伴有泌尿系统感染、输尿管扩张、肾积水，青春期后可伴阴道或宫腔积血、盆腔包块。

51. 尿道下裂是怎么回事

尿道下裂是一种常见的小儿泌尿生殖器先天性畸形[57]。正常的男胎，尿道口位于阴茎头的顶端，而尿道下裂的宝宝，尿道开口不在阴茎头的顶端，而位于阴茎的其他位置，甚至位于阴囊或者会阴部位。

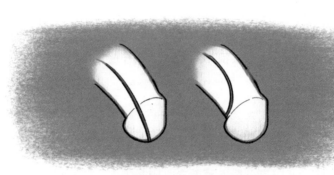

正常尿道 　　　　　尿道下裂

图11　尿道下裂

尿道下裂根据裂口位置不同，可分为以下四种类型。

阴茎头型：尿道口位于冠状沟的腹侧，多呈裂隙状，一般仅伴有轻度阴茎弯曲，多不影响性生活及生育。

阴茎型：尿道口位于阴茎腹侧从冠状沟到阴囊阴茎交接处之间，伴有阴茎弯曲。

阴囊型：尿道口位于阴囊部，常伴有阴囊分裂，阴茎弯曲严重。

会阴型：尿道外口位于会阴部，阴囊分裂，发育不全，阴茎短小而弯曲，常误诊为女性。

尿道下裂发病率高达1/300，也就是说，在300个男婴中，就有1个是尿道下裂。其发生与多种因素有关，如果胚胎在发育过程中，出现内分泌缺陷和紊乱，或者其他原因都可能造成尿道发育异常，导致不同类型的尿道下裂。此外，遗传、环境污染、孕期服用避孕药、低出生体重等都可能是造成尿道下裂的高风险因素。

尿道下裂患者，由于生殖器外观异常，会出现无法站立排尿、痛性勃起、性生活困难、排精异常等症状，还会在心理上出现自卑、焦躁，甚至回避社会活动等问题。尿道下裂严重影响孩子的身心健康，如果不及时进行手术治疗，将会对孩子的一生造成巨大的损害。

52. 孩子有尿道下裂，该如何进行治疗

手术治疗是治疗小儿尿道下裂的唯一有效的方式，一般建议在出生后 6 ~ 18 个月进行手术。

小儿尿道下裂手术方式众多。尿道成形术能纠正尿道畸形以及促进功能恢复。尿道下裂修补术的目标是尽量达到外观和功能的正常，使尿道口尽量恢复到正常或接近正常的位置，并且小儿能够站立排尿，成年后拥有正常的性生活和生殖功能。

由于尿道下裂手术后并发症较多，因此患儿在手术后需要接受长期随访，并需要定期接受心理辅导，避免造成心理问题。

（席 惠）

第十章 骨发育不全与残障筛查

53. 什么是成骨不全症

你听说过这样一种疾病没有？患病的人"一不留神就会骨折"，骨头脆得像是瓷做的，这就是"脆骨病"，医学名"成骨不全症（OI）"，俗称"瓷娃娃"。这种疾病危害大，致残率高，生活质量差，病情严重的成骨不全症患者极有可能因为严重并发症，如心、肺衰竭等而随时面临死亡。

成骨不全症是一种罕见的遗传性疾病，大多数病例与编码骨基质I型胶原蛋白的基因——*COL1A1* 和 *COL1A2* 变异有关（尤以 *COL1A1* 基因突变为主）。*COL1A1* 或者 *COL1A2* 基因发生突变，导致了人体I型胶原蛋白的生成出现严重问题。I型胶原蛋白是一种非常重要的物质，它占据着我们身体骨骼中 90% 以上的有机成分。一旦缺少，人体的骨骼结构将不再完整，人类的活动也将变得虚弱无力。

成骨不全症以骨脆性异常、身材矮小和反复骨折为主要特征，但其临床表现复杂多变：骨折次数从一次到百次不等，出现骨质疏松和骨的脆性增加、蓝巩膜、牙质形成不全、早熟性耳硬化。胎儿期主要表现包括颅骨变薄、加压有塌陷，称为膜状颅骨；肢体短小，并呈弓形弯曲，可有多处骨折（自发性骨折），骨痂处呈梭形膨大；亦可胸腔变形、狭小，肋骨呈串珠状，骨回声不均匀性减弱，后方可无声影。除了影响骨骼，成骨不全症还会影响多个系统，包括牙齿和颅面异常、肌肉无力、听力丧失、呼吸系统和心血管并发症。

由于成骨不全症是基因突变所致，故目前尚无有效治疗方法，只能针对患者的疾病表现进行相应的对症治疗，通过增加骨密度、预防骨折发生，以及通过功能训练以改善骨骼畸形、提升身体机能、提高患者生活质量。

54. 如何避免生育成骨不全症患儿

由于成骨不全症属于遗传性疾病，因此预防是关键。育龄夫妻要避免生出成骨不全症患儿，应重点做好以下事情：①如果夫妻双方家族中有过成骨不全症患者，或者曾经生育过患儿，建议在备孕前接受遗传咨询和基因检测，以明确生育成骨不全症患儿的风险。②如果夫妻二人存在生育成骨不全症患儿高风险，且致病基因明确，要想生育健康的宝宝，建议借助第三代试管婴儿技术进行辅助助孕，通过产前诊断及胚胎植入前遗传学诊断（PGD），筛选出携带致病基因的胚胎，从源头上避免成骨不全症胎儿出生。③如果已经自然受孕，可以通过孕期超声检查和基因诊断，评估胎儿携带致病基因的风险，在专业医生的指导下决定胎儿去留。④医学研究发现，父母年龄越大，生育成骨不全症患儿的风险越高，因此建议男女双方要在合适的年龄生育后代，避免高龄生育。

55. 软骨发育不全是怎么回事

软骨发育不良是一种罕见的、能导致儿童致死、致残性生长发育障碍的遗传性疾病。患儿出生后一般智力正常，但是四肢短小、大头畸形、颅面部发育异常以及手的第3、4指骨分开，呈现"三叉手畸形"。软骨发育不良是软骨发育异常性疾病中最常见的一种类型，同时也是最常见的短肢型侏儒症。

软骨发育不良虽然属于常染色体显性遗传性疾病，但有80%～90%的病例并没有家族史，由胚胎细胞的新生突变造成。据报道，新生的突变与父亲生育年龄相关，如果父亲大于36岁，那么孩子患病的概率明显升高。通常患者基因型都是杂合子，如果父母都是软骨发育不良的患者，他们的孩子就是纯合子的患者，纯合子患儿一般都不能活过新生儿期。

56. 如何避免生育软骨发育不全的患儿

如果夫妻二人家族中有软骨发育不全的患儿家族史或者夫妻曾经生育过软骨发育不全的患儿，建议在准备怀孕前到医疗保健机构接受遗传咨询和基因检测，以明确生育软骨发育不全的患儿的风险。

如果经医生评估，夫妻为生育软骨发育不全的患儿的高风险人群，建议怀孕后接受产前诊断，如绒毛或羊膜腔穿刺，并结合超声检查、胎儿基因分析等，以明确诊断，再决定胎儿去留。

如果夫妻二人中有一人是患者，生出软骨发育不全的患儿的风险高达 50% 以上，可以考虑通过第三代试管婴儿技术进行辅助生殖，以圆生育健康宝宝的梦。

57. 为什么会出现马蹄内翻足

马蹄内翻足是一种复杂骨性软组织畸形，大多数是先天性或神经源性的，小部分也可由创伤导致。除先天性马蹄内翻足外，脑性瘫痪、脊髓灰质炎后遗症、脊髓栓系综合征、腓总神经损伤、腓骨肌萎缩症等诸多原因都可导致马蹄内翻足的发生。马蹄内翻足的成因复杂，类型多样，不同发病原因和不同类型的马蹄内翻足的表现也不一样。先天性马蹄足的真正病因尚不清楚。但有 24% ~ 50% 的病例有相应家族史，提示该病的发生与遗传有关。

通过产前超声检查，能早期发现胎儿是否患有先天性马蹄内翻足。但也不排除有因为孕晚期宫腔空间小、羊水过少等因素而造成检查结果假阳性的可能。如果孕期超声检查发现胎儿可能患有马蹄内翻足，医生一般采取动态观察，并结合三维超声技术，以及胎儿是否合并其他畸形等来评估胎儿

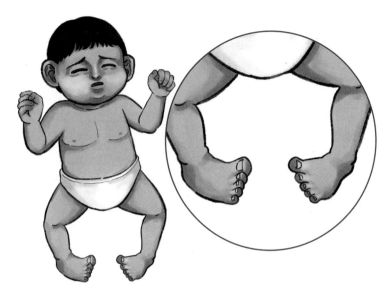

图 12　马蹄内翻足

的预后：如果胎儿有马蹄内翻足并伴其他畸形，其染色体异常发生率高于单纯马蹄内翻足者，需进一步行产前诊断检查；如果是单纯马蹄内翻足，则需定期进行超声复查。仍诊断为马蹄内翻足的，建议产前诊断检查。

58. 马蹄内翻足可以治疗吗

马蹄内翻足患者一般分为三度。

（1）轻度

足内翻可以手法矫正致中立位。

（2）中度

手法矫正后足内翻角度 20° 以内。

（3）重度

足内翻屈曲畸形角度大于 20°。

根据先天性马蹄内翻足不同阶段的临床表现和畸形严重程度，治疗方法也有所不同。

对于松弛型的先天性马蹄内翻足，畸形程度较轻，患足较柔软，手法容易矫治，治疗应首选保守治疗，包括手法矫正、经皮跟腱切断、石膏固定，大多数患儿的畸形可以得到很好的矫正。而新生儿的先天性马蹄内翻足，不可采取手术治疗。

对于僵硬型的先天性马蹄内翻足，软组织挛缩严重且出现骨性的畸形，单纯保守治疗难以矫正畸形，即使足前部通过保守治疗得到矫正，但足后部仍存在内翻和跖屈畸形，日后畸形也易复发的，需要考虑手术治疗。

如果为马蹄内翻足患儿手术，医生一般会考虑患儿年龄和畸形程度，常采用的手术大致分为三大类：软组织松解术、肌腱转移术、骨性手术。

59. 什么是手足裂

此处所指"手足裂"，并非我们在冬天常发生的手足鞍裂，它是一种罕见的先天畸形，又叫手足裂畸形。手足裂畸形最典型的表现为手足中央裂隙、并指（趾）、指（趾）骨及掌（跖）骨发育不全等。病情严重者，患者的手和足看起来像螃蟹的蟹钳或者龙虾的虾爪一样，俗称"龙虾手"。当然，每一位手足裂患者的疾病表现以及严重程度都存在较大差异。病情较轻的患者，可能只表现为并指/趾。除此之外，在同一位患者的不同肢体上也可有不同程度的疾病表现[58]。

手足裂畸形患者一般有明显的家族遗传史，可伴有智力低下及其他畸形。医学遗传学研究发现，该疾病可能是基因缺陷和环境因素共同作用导致。

手足裂畸形主要通过孕期超声检查进行产前诊断。此外，如果有手足裂家族史或者不良妊娠史的孕妇，建议接受细胞遗传学检查和基因诊断，及早发现、及早干预。

60. 羊膜带综合征与胎儿畸形有什么关系

一些孕妈妈听说"羊膜带综合征"与胎儿畸形有关，非常紧张，但又不知道"羊膜带综合征"究竟是什么？它真的是胎儿畸形的"元凶"吗？

可能有的人对"羊膜"有点陌生，但一定对"羊水"不陌生。当我们还是个胎宝宝的时候就是泡在羊水里的，但羊水也是水，会流动，那就需要一个"袋子"将它包住，不让羊水流出来，这个"袋子"就是羊膜做的，医生称其为"羊膜囊"或者"羊膜腔"。羊膜带综合征指的是在孕早期或者孕中期，部分羊膜发生破裂，羊水从羊膜囊内流出，导致羊膜部分或者全部回缩，形成带状的羊膜，即羊膜带；羊膜带再束缚、压迫、缠绕胚胎或胎儿，破坏胎体，最终引起胎儿器官出现分裂或发育畸形。

羊膜带综合征所致畸形可分为三大类：神经管缺陷、颅面部畸形以及肢体缺陷。

神经管缺陷包括不定形的脑膨出和无脑畸形；颅面部畸形包括唇裂、腭裂、不对称的小眼畸形或严重的鼻畸形；肢体缺陷包括肢体及指/趾的狭窄或截断（如末端指节数目异常，部分肢体或远端上臂和下肢的缺如）、马蹄内翻足、双侧肢体不对称等，也可发生腹壁和胸壁缺损，还可能出现严重的脊柱畸形，表现为脊柱后凸、前凸或侧凸以及严重的旋转畸形，甚至脊髓截断[59]。

羊膜带综合征的病因目前尚未清楚，且临床上较少见，为散发性。羊膜带综合征在早期没有特殊表现，孕早、中期子宫的增大无明显异常，孕期胎心音无改变，因此比较难发现；只有在孕中期通过B型超声检查进行产前诊断才能确诊。一旦确诊，建议及时终止妊娠。

（彭　莹）

第十一章 胎儿发育异常与残障筛查

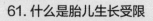

61. 什么是胎儿生长受限

宝宝的健康是所有孕妈妈最大的心愿。对于孕妈妈来说，最不想听到的莫过于胎宝宝出现了什么问题，而"胎儿生长受限"就是比较常见的一种。

胎儿生长受限，简称 FGR，简单理解为胎儿在宫内的生长发育没有达到应有的大小。

严重的胎儿生长受限，可能导致胎儿长期处于宫内不良环境和慢性缺氧状态，从而增加了死胎、死产、新生儿死亡的风险，且新生儿容易出现低血糖、高胆红素血症、颅内出血、坏死性结肠炎、败血症、呼吸窘迫综合征等。宝宝在儿童期易出现认知发育迟缓，成年后容易患肥胖、2 型糖尿病、冠状动脉疾病和中风等疾病[60]。

62. 为什么会出现胎儿生长受限

导致胎儿生长受限的病因比较复杂，可能是孕妈妈、胎儿自身或胎盘脐带等多方面的原因，但仍有部分病因尚不明确。

（1）母体因素

孕妈妈在怀孕前可能就患有某些疾病，如心脏病、高血压、糖尿病、贫血、肾炎、抗磷脂抗体综合征、系统性红斑狼疮等；孕期发生并发症，如妊娠期高血压疾病、妊娠期糖尿病、过期妊娠、妊娠期肝内胆汁淤积症等，均可影响胎儿生长发育。

还有一些孕妈妈因为有挑食、偏食的习惯，导致营养不良，身体摄入的蛋白质和微量元素不足，也可致胎儿营养供应不足而发生胎儿生长受限。此外，孕妈妈年龄过大（≥ 40 岁）、过于消瘦或肥胖、子宫畸形、吸烟吸毒酗酒、孕期接触放射线或有毒物质、致畸物的暴露（如环磷酰胺、丙戊酸或抗血栓药物）等其他因素也会影响胎儿发育，导致 FGR 的发生。宫内感染，如疟疾、巨细胞病毒感染、风疹、弓形虫病或梅毒等，也可导致胎儿生长受限。

（2）胎儿因素

胎儿先天畸形、染色体异常（如 13 - 三体综合征、18 - 三体综合征、先天性心脏病或腹裂畸形等）可致胎儿生长受限的发生；某些调节胎儿生长的激素水平不足，如生长激素、胰岛素样生长因子等，影响了胎儿的生长；多胎妊娠也可导致胎儿生长受限。此外，胎儿生长受限也与某些罕见单基因遗传病如 Cornelia de Lange 综合征（也称德朗热综合征）、Russell-Silver 综合征（不对称身材 - 矮小 - 性发育异常综合征）等相关。

（3）胎盘脐带因素

胎盘脐带异常导致子宫胎盘血流量减少，胎儿血供不足时，可导致胎儿生长受限的发生。胎盘疾病，如胎盘早剥、胎盘梗死、轮状胎盘、小胎盘、胎盘血管瘤、绒毛膜血管瘤等；脐带异常，如脐带过长、脐带过细、脐带水肿、脐带打结、脐带过度螺旋以及脐带插入点异常（帆状胎盘、球拍状胎盘）等[61]。

此外，限制性胎盘嵌合(CPM)亦是导致胎儿生长受限的原因之一。限制性胎盘嵌合指的是胎儿和胎盘的DNA不一致，包括两种可能：胎儿染色体正常，但胎盘细胞染色体异常；胎盘细胞染色体正常，但胎儿染色体异常。当发生限制性胎盘嵌合时，如果胎儿正常，此时胎盘因染色体异常而导致功能减退，便不能满足胎儿的营养需求，会导致胎儿生长受限、胎儿窘迫，严重时可致胎死宫内。

63. 胎儿生长受限该怎么办

（1）寻找病因

建议尽快到有条件的医院进行介入性产前诊断，如羊水穿刺等，以排查胎儿是否存在染色体及基因方面的问题；行病毒检测，排除宫内感染；监测血压、血糖情况，及早发现有无合并妊娠期高血压疾病、妊娠期糖尿病等[62]；消除可能导致胎儿生长受限的因素，如停止吸烟、饮酒，改变挑食、偏食等不良饮食习惯[63]。

（2）孕期监测

目前针对胎儿生长受限的治疗效果并不太理想，也无充分证据证明卧床休息、吸氧、吃营养餐、静脉打营养等治疗措施对其有效。孕期最主要的干预措施还是定期监测胎儿生长及宫内状况，加强胎儿监护，包括胎动计数、电子胎心监护和超声。建议孕妇每两周接受一次超声检查，以监测胎儿生长趋势、多普勒血流、羊水量和生物物理评分等。有特殊情况时，可能需要增加检查的频率，如果发现胎儿有异常，即使还没足月，也可能需要提前让宝宝出生[64]。

（3）新生儿监测

胎儿生长受限的宝宝在出生后出现生长发育缺陷的概率相对较高，因此爸爸妈妈需要注意对宝宝的合理喂养，以保证营养热量摄入充足。此外，还应定期接受健康随访。随访的内容包括：①体格发育监测：儿科医生每月对宝宝的身高、体重、头围、前囟等情况进行测量和检查，并进行营养状况的评估；定期筛查宝宝的眼底，监测是否发生视网膜病变。②神经运动发育监测：在宝宝出生后的第3、7、14、28天，做新生儿神经行为测定，了解发育情况及康复效果等，以便早期干预，减轻脑损伤。③功能或形态学检查：有针对性地对宝宝进行如头颅核磁共振、脑电图、心肺功能检查等，必要时进行相关专科的干预。

一般来说，没有早产、宫内感染、窒息等严重情况的胎儿生长受限，在宝宝出生后的6～12个月可能出现加速生长，也就是"追赶式生长"。此期间，多数宝宝能达到同月龄正常宝宝的体型大小。但在儿童期及青春期，胎儿生长受限的宝宝出现身材矮小的风险增加。如果是染色体异常及宫内感染所致的胎儿生长受限，患儿生长发育多会差于正常儿童，无法通过治疗改变不良结局。

（贾晓宙）

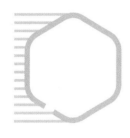

参考文献（以引用先后排序）

[1] Yamaguchi Y, Miyazawa H, Miura M. Neural tube closure and embryonic metabolism. Congenit Anom (Kyoto), 2017,57(5):134-137.

[2] Wu Y, Peng S, Finnell RH, et al. Organoids as a new model system to study neural tube defects. FASEB J, 2021,35(4):e21545.

[3] Eibach S, Moes G, Hou YJ, et al. New surgical paradigm for open neural tube defects. Childs Nerv Syst, 2021,37(2):529-538.

[4] Boonsawat P, Joset P, Steindl K, et al. Elucidation of the Phenotypic Spectrum and Genetic Landscape in Primary and Secondary Microcephaly. Genet Med ,2019,21(9):2043-58. Epub 2019/03/08. doi: 10.1038/s41436-019-0464-7.

[5] Woods CG. Human Microcephaly. Curr Opin Neurobiol 14(1):112-7. doi: 10.1016/j.conb.2004.01.003.

[6] Tan AP, Mankad K, Gonçalves FG,et al. Macrocephaly: Solving the Diagnostic Dilemma. Top Magn Reson Imaging,2018,27(4):197-217. Epub 2018/08/08. doi: 10.1097/rmr.0000000000000170.

[7] Kwon C-H, Luikart BW, Powell CM, et al. Pten Regulates Neuronal Arborization and Social Interaction in Mice. Neuron, 50(3):377-88. doi: 10.1016/j.neuron.2006.03.023.

[8] Biran-Gol Y, Malinger G, Cohen H, et al. Developmental Outcome of Isolated Fetal Macrocephaly. Ultrasound Obstet Gynecol , 36(2):147-53. doi: 10.1002/uog.7585.

[9] Passemard S, Kaindl AM, Verloes A. Microcephaly. Handb Clin Neurol, 2013, 111:129-41. Epub 2013/04/30. doi: 10.1016/b978-0-444-52891-9.00013-0.

[10] Al-Beltagi M. Autism Medical Comorbidities. World J Clin Pediatr, 2021, 10(3):15-28. Epub 2021/05/12. doi: 10.5409/wjcp.v10.i3.15.

[11] 陈绍琦, 郑宝群, 林腾. 小头畸形胎儿的产前超声诊断 [N]. 汕头大学医学院学报, 2013(4):2.

[12] Malinger G, Lev D, Ben-Sira L, et al. Can Syndromic Macrocephaly Be Diagnosed in Utero? Ultrasound Obstet Gynecol , 37(1):72-81. doi: 10.1002/uog.8799.

[13] Barkovich AJ, Norman D. Anomalies of the Corpus Callosum: Correlation with Further Anomalies O F the Brain. AJR Am J Roentgenol , 151(1):171-9. doi: 10.2214/ajr.151.1.171.

[14] In: Adam MP, Everman DB, Mirzaa GM,et al., editors. Genereviews(®). Seattle (WA): University of Washington, Seattle Copyright © 1993-2022, University of Washington, Seattle. GeneReviews is a registered trademark of the University of Washington, Seattle. All rights reserved. (1993).

[15] Santo S, D'Antonio F, Homfray T, et al. Counseling in Fetal Medicine: Agenesis of the Corpus Callosum. Ultrasound Obstet Gynecol ,2012, 40(5):513-21. Epub 2012/10/02. doi: 10.1002/uog.12315.

[16] Gozzi M, Nielson DM, Lenroot RK, et al. A Magnetization Transfer Imaging Study of Corpus Callosum Myelination in Young Children with Autism. Biol Psychiatry ,2012, 72(3):215-20. Epub 2012/03/06. doi: 10.1016/j.biopsych.2012.01.026.

[17] Moradi B, Golezar MH, Saleh Gargari S, et al. Ultrasound and Magnetic Resonance Imaging Features of Fetal Intracrani Al Cystic Lesions: A Pictorial Essay. [J] Clin Ultrasound, 50(9):1297-311. doi: 10.1002/jcu.23256.

[18] Lopez JA, Reich D. Choroid Plexus Cysts. J Am Board Fam Med, 19(4):422-5. doi: 10.3122/jabfm.19.4.422.

[19] 宋婷婷, 徐盈, 黎昱, 等. 胎儿脉络丛囊肿的产前诊断及预后评估 [J]. 现代妇产科进展, 2020,29(8):619-22. doi: 10.13283/j.cnki.xdfckjz. 2020.08.008.

[20] Chuang YC, Lee C, Chiu NC, et al. Neurodevelopment in Very Low Birth Weight Premature Infants with Postnatal Subependymal Cysts. J Child Neurol ,2007, 22(4):402-5. Epub 2007/07/11. doi: 10.1177/0883073807301924.

[21] Leinonen V, Vanninen R, Rauramaa T. Cerebrospinal Fluid Circulation and Hydrocephalus. Handbook of clinical neurology, 145:39-50. doi: 10.1016/B978-0-12-802395-2.00005-5.

[22] Alluhaybi AA, Altuhaini K, Ahmad M. F et al. Ventriculomegaly: A Review of Literature. Cureus,2022,14(2):e22352. Epub 2022/03/01. doi: 10.7759/cureus.22352.

[23] Mirsky DM, Shekdar KV, Bilaniuk LT. et al. Mri: Head and Neck. Magn Reson Imaging Clin N Am,20(3):605-18. doi: 10.1016/j.mric.2012.06.002.

[24] 杨望, 张雨平. 婴儿颅型异常及干预进展综述 [J]. 重庆医学 ,2018, 47(28):4.

[25] Ditthakasem K, Kolar JC. Deformational Plagiocephaly: A Review. // Pediatr Nurs , 43(2):59-64.

[26] Graham T, Millay K, Wang J, et al. Significant Factors in Cranial Remolding Orthotic Treatment of Asymmet Rical Brachycephaly. Journal of clinical medicine , 9(4):1027. doi: 10.3390/jcm9041027.

[27] Schweitzer T, Böhm H, Linz C, et al. Three-Dimensional Analysis of Positional Plagiocephaly before and after Molding Helmet Therapy in Comparison to Normal Head Growth. //Childs Nerv Syst,2013,

29(7):1155-61. Epub 2013/02/02. doi: 10.1007/s00381-013-2030-y.

[28] 吴至凤，李智雅，赵聪敏 . 头颅畸形研究概况 [J]. 中国儿童保健杂志 , 2014, 22(5):503-5. doi: 10.11852/zgetbjzz2014-22-05-17.

[29] Laughlin J, Luerssen TG, Dias MS. Prevention and Management of Positional Skull Deformities in Infants. Pediatrics,2011,128(6):1236-41. Epub 2011/11/30. doi: 10.1542/peds.2011-2220.

[30] Mossey PA, Little J, Munger RG, et al. Cleftlip and palate. Lancet. 2009 Nov 21;374(9703):1773-85.

[31] 杨青，秦怀金，毛萌，等 . 中国出生缺陷地图集：1996-2006= Atlas of China for Birth Defects : 1996-2006 : 汉英对照 [M]. 北京 : 中国地图出版社 , 2012.

[32] 秦刚，王秋旭，刘维贤 .MTHFR 基因多态性与非综合征性唇腭裂易感性关系 META 分析 . [J] 中国实用儿科杂志 , 2013,28(11), 7.

[33] Abramson ZR, Peacock ZS, Cohen HL, et al. Radiology of Cleft Lip and Palate: Imaging for the Prenatal Period and throughout Life. Radiographics. 2015,35(7):2053-63. doi: 10.1148/rg.2015150050. PMID: 26562237.

[34] Raghavan U, Vijayadev V, Rao D,et al. Postoperative Management of Cleft Lip and Palate Surgery. Facial Plast Surg, 2018,34(6):605-611. doi: 10.1055/s-0038-1676381. Epub 2018 Dec 28. PMID: 30593076.

[35] 李明 . 产前超声诊断胎儿颈面部肿瘤及相应治疗方案的研究进展 [JIOL]. 中国产前诊断杂志（电子版）, 2017, 9(2): 43-46.

[36] 张婷婷，金镇 . 胎儿隔离肺的诊治现状 [J]. 中国实用妇科与产科杂志 , 2021(10):37.

[37] 中华医学会小儿外科学分会新生儿外科学组. 常见胎儿结构畸形产前咨询儿外科专家共识 [J]. 中华小儿外科杂志, 2020, 41(12):12.

[38] de Buys RoessinghAS, Dinh-XuanAT.Congenital diaphragmatic hernia:current status and review of the literature[J].Eur J Pediatr, 2009, 168(4):393-406.DOI:10.1007/s00431-008-0904-x.

[39] 徐哲. 先天性膈疝的研究进展 [J]. 中华小儿外科杂志,1998,19(4): 246-248.

[40] 杨梦楠, 顾盛奕, 王俊, 等. 产前辅助检查对诊断先天性膈疝及其预后评价的研究进展 [J]. 中华围产医学杂志,2018,21 (8): 551-554. DOI: 10.3760/cma.j.issn.1007-9408.2018.08.008.

[41] 刘文英. 先天性膈疝的临床诊治进展 [J]. 临床小儿外科杂志, 2017, 16(1):1-3.

[42] 刘文英. 小儿 (普) 胸外科临床研究的现状与存在的问题 [J/OL]. 中华妇幼临床医学杂志, 2014, 10(6): 712-718. doi:10.3877/cma. j.issn.1673-5250.2014.06.003.

[43] HelingKS, WauerRR, HammerH, et al.Reliability of the lung-to-head ratio in predicting outcome and neonatal ventilation parameters in fetuses with congenital diaphragmatic hernia[J].Ultrasound Obstet Gynecol, 2005, 25(2):112-118.

[44] StegeG, FentonA, JaffrayB.Nihilism in the 1990s:the true mortality of congenital diaphragmatic hernia[J].Pediatrics, 2003, 112(3Pt 1):532-535.

[45] HolcombGW, OstlieDJ, MillerKA.Laparoscopic patch repair of diaphragmatic hernias with Surgisis[J].J Pediatr Surg, 2005, 40(8):E1-5.

[46] 中华医学会胸心血管外科学分会，中华医学会小儿外科学分会心胸外科学组，国家心血管病中心先天性心脏病专业委员会，等．中国心脏出生缺陷围产期诊断和临床评估处置专家共识 [J]. 中华小儿外科杂志，2018(3):163-170.

[47] "胎儿心脏病预后分级及围产期风险评估"专家组．胎儿心脏病母胎医学多学科诊疗及精准一体化防治医疗模式和技术流程共识之一：胎儿心脏病预后分级及围产期风险评估 [J]. 中华围产医学杂志，2022, 25(5):5.

[48] Russell M W , Chung W K , Kaltman J R , et al. Advances in the Understanding of the Genetic Determinants of Congenital Heart Disease and Their Impact on Clinical Outcomes[J]. Journal of the American Heart Association, 2018, 7(6):e006906.

[49] Mademont-Soler I,MoralesC, Soler A, et al. Prenatal diagnosis of chromosomal abnormalities in fetuses with abnormal cardiac ultrasound findings: evaluation of chromosomal microarray-based analysis[J]. Ultrasound in Obstetrics & Gynecology, 2013, 41(4):375-382.

[50] 黄蓓蕾，骆迎春．胎儿右位心的产前超声诊断 [J]. 中国超声医学杂志，2019, 35(4):4.

[51] Verla MA, Style CC, Olutoye OO. Prenatal diagnosis and management of omphalocele. Semin Pediatr Surg, 2019, 28(2):84-88. doi: 10.1053/j.sempedsurg.2019.04.007. Epub 2019 Apr 6. PMID: 31072463.

[52] Kirollos DW, Abdel-Latif ME. Mode of delivery and outcomes of infants with gastroschisis: a meta-analysis of observational studies. Arch Dis Child Fetal Neonatal Ed, 2018,103(4):F355-F363. doi: 10.1136/archdischild-2016-312394. Epub 2017 Sep 28. PMID: 28970315.

[53] Bhandari J, Thada PK, Sergent SR. Potter Syndrome. 2022. In: StatPearls [Internet]. Treasure Island (FL): StatPearls Publishing, 2022. PMID: 32809693.

[54] Dias T, Sairam S, Kumarasiri S. Ultrasound diagnosis of fetal renal abnormalities. Best Pract Res Clin Obstet Gynaecol, 2014 , 28(3):403-15. doi: 10.1016/j.bpobgyn.2014.01.009. Epub 2014 Jan 29. PMID: 24524801.

[55] Godron-Dubrasquet A, Didailler C, Harambat J, et al. Conduite à tenir devant un rein unique [Solitary kidney: Management and outcome]. Arch Pediatr, 2017,24(11):1158-1163. French. doi: 10.1016/j.arcped.2017.08.016. Epub 2017 Sep 20. PMID: 28939448.

[56] 边立华, 孟元光. 女性生殖系统发育异常的诊断与治疗 [J]. 中国妇产科临床杂志, 2017, 18(2): 182-183.

[57] 冯旭升, 周菊玲, 梅骅. 尿道下裂手术 15 年回顾 (附 322 例报告)[J]. 中华泌尿外科杂志, 2000. 21(8).

[58] Kalapurakal JA, Gopalakrishnan M, Mille M, et al. Feasibility and accuracy of UF/NCI phantoms and Monte Carlo retrospective dosimetry in children treated on National Wilms Tumor Study protocols. Pediatr Blood Cancer, 2018,65(12):e27395.

[59] Poeuf B, Samson P, Magalon G. [Amniotic band syndrome]. Chir Main, 2008,27 Suppl 1:S136-47.

[60] 隽娟, 杨慧霞. 胎儿生长受限对围产儿结局及远期健康的影响 [J]. 中国实用妇科与产科杂志, 2020,36(8).

[61] American College of Obstetricians and Gynecologists,Fetal Growth Restriction,Obstet Gynecol,2021 Feb 1;137(2):e16-e28.

[62] 漆洪波，段然.胎儿生长受限：临床实践中的思考及展望 [J]. 中国实用妇科与产科杂志，2020,36（8）.

[63] 王谢桐，刘菁.胎儿生长受限的预防和治疗 [J]. 中国实用妇科与产科杂志，2020,36（8）.

[64] 吴艳欣，王子莲.胎儿生长受限的宫内监护方法及评价 [J]. 中国实用妇产科杂志，2020,36（8）.